知的生きかた文庫

世界一ラクな「体の使い方」ですべてが叶う

青木紀和

三笠書房

あなたは体によけいな力を入れていませんか？
自分をラクにする「体の使い方」をしていますか？
体の使い方によって姿勢や動作が美しくなり、
健康や仕事のパフォーマンスまで高まることを知っていますか？

立っていても座っていても、その体勢で何をしていても、
美しい姿勢で、ラクに、軽くしなやかに動ける。
人前に出ても緊張せず、落ち着いていて、
声はよく通り、堂々とふるまえる。

それを可能にするのが、
本書で紹介するアレクサンダー・テクニークです。

アレクサンダー・テクニークは、体からよけいな力を抜く方法。
ためしに、今の体勢のまま（立っている、椅子に腰かけている）、
体重を床や座面や背もたれに預けてください。

そして、お腹に手を軽く当てて、
ため息を「ふぅー」とはいてください。
お腹がふくらんだり、へこんだり動いたでしょう。

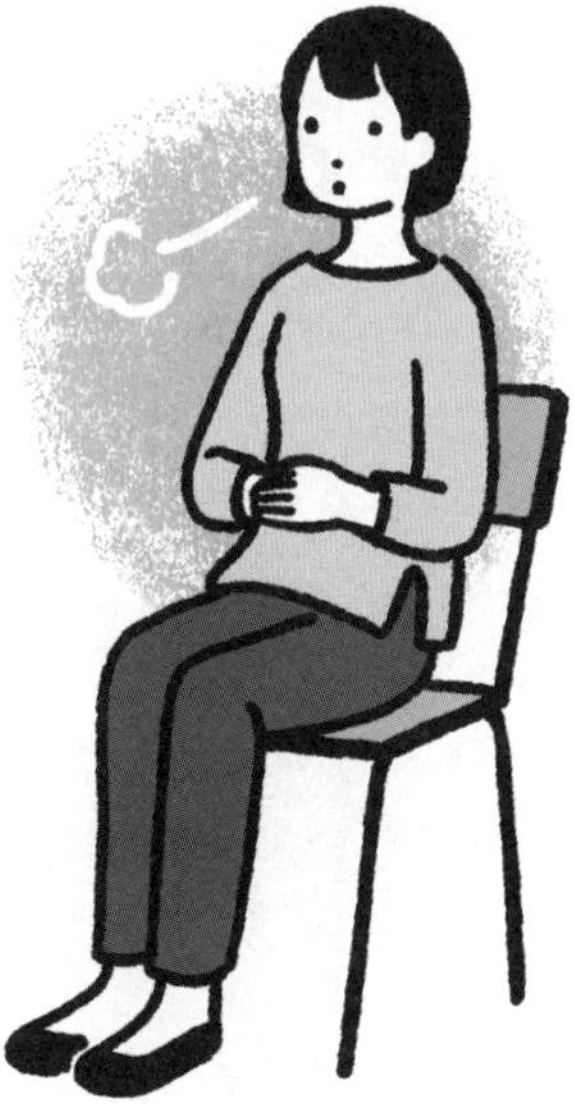

これで、腹筋のよけいな力を抜くことができました。

すべてのパーツがあるべき位置に収まり、
体はラクになり、心も落ち着く……。

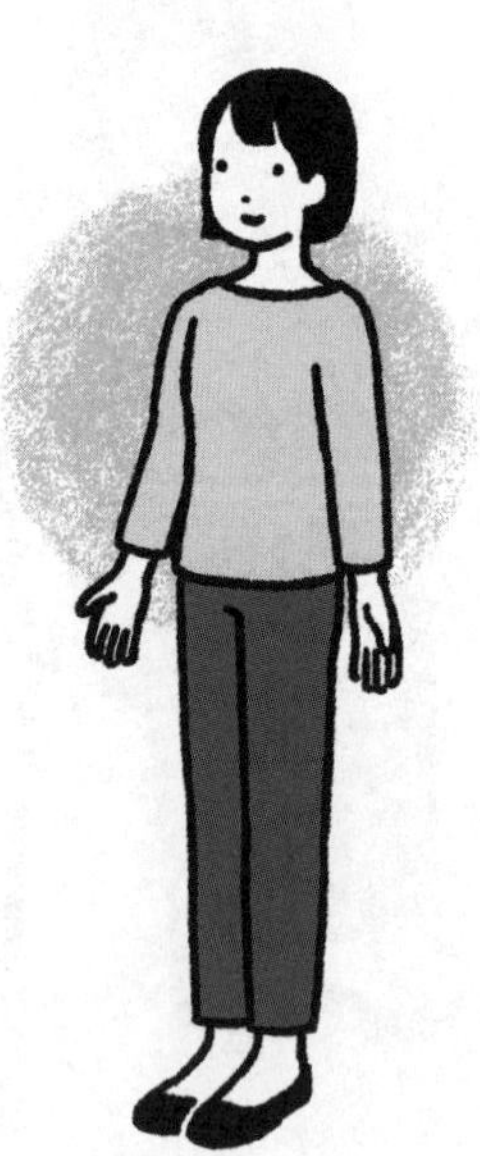

特別なことはしなくても大丈夫。
ただ意識して、気づいて、力を抜くだけ。
さあ、ここから世界一ラクな体の使い方のレッスンがスタートです。

はじめに

私は、東京・恵比寿にあるスタジオで、演奏家や歌手、俳優、ダンサーといったパフォーマーの方や多忙なビジネスパーソン、肩こりや腰痛などの悩みを抱えている方や姿勢やスタイルを改善したいという方々に、アレクサンダー・テクニークによる「体の使い方」を指導しています。

たとえば、バイオリニストのAさんは、「腕や手の痛みをなくしたい」という目的でスタジオにいらっしゃいました。

声楽家のBさんは、Aさんのように体の不具合はないものの、「よく響く声を出せるようになりたい」という目的で、ビジネスマンのCさんは、「プレゼンで緊張しやすいのを治したい」という目的です。
私のスタジオにいらっしゃる方の目的はさまざまですが、共通していえることがあります。それは、ほとんどの方が**無意識のうちに体に負担のかかる姿勢や動作になってしまっているということです。つまり、「体の使い方」に無理があるのです。**

たとえば、「ねこ背」が首や腰を痛める原因になるのは、みなさんなんとなく想像がつくと思います。
しかしねこ背だけではなく、普段の姿勢や動作の仕方によって、首や腰を痛めることもあります。また、人前で足が震えるほどの極度の緊張を感じたり、声や演奏する楽器の音が響かなかったり、ダンスの動きが硬いものになったりすることもあります。

もっといえば、便秘や不眠、イライラや不安、不安定な心の状態、「自信がなさそうに見える」などの人に与える印象も、姿勢や動作と無関係ではありません。「体の使い方」はあなたが思っている以上に、人生のさまざまなことに影響を与えているのです。とはいえ、姿勢や動作が大切だとわかっていても、その改善は難しいと感じている人がほとんどでしょう。

心理面の緊張感に至っては、メンタルの問題としてのみとらえられがちで、多くの人は、その原因が姿勢や動作の仕方にもあるとは考えません。

子どものころから「姿勢をよくしなさい」「背すじをちゃんと伸ばしなさい」といわれてきた人は多いでしょう。大人になった今でも整形外科の治療やマッサージ、整体などの施術を受けると、「姿勢をよくするように意識してください」といわれることは多いでしょう。しかし、姿勢をよくしなさいといわれても、その姿勢をキープするのは難しいのではないでしょうか。

その結果、姿勢を意識するのをやめて元の状態に戻ってしまう……。

しかし、大丈夫です。

姿勢だけではありません。動作や発声、さらには心理面の問題も乗り越える方法があるのです。私は、その方法を日々クライアントに指導し、多くの方々が効果を実感されています。

これから説明するアレクサンダー・テクニークは、無意識のよけいな心身の緊張に気づき、それをやめて心と体をラクにすることで、その人が持つ能力を自在に発揮するための「体の使い方」です。すでに一〇〇年以上の歴史があり、今では主要先進国のすべてに数多くの指導者がいます。世界的に見ても、これほど広がった「体の使い方」の方法論はほかにありません。

その意味で、「世界一ラクな体の使い方」といえるものです。

本書でお伝えすることは、多くの人の常識にはなかった「新しい取り組み」となるでしょう。姿勢をはじめ、心と体にすばらしい変化を感じられるはずです。

本書を手に取られたあなたが、自身の心身の健康やパフォーマンスを向上させ、人生の質をさらに高められることを願っています。

目次

1章

無意識の緊張に気づいてリセット！

よけいな力を抜けば、すべての不調は改善する

2章 本当に「いい姿勢」は無理なく自然で疲れない

ラクできれいな「姿勢」のコツ

3章

声が、呼吸が、体が……生まれ変わったような爽快感！

パフォーマンスが変わる「動作」のコツ

4章

いつでもどこでも意識するだけ！

痛みやこりと無縁になる「体の使い方」

5章

震えるほどの緊張も、ここ一番のプレッシャーも!

スッと心が落ち着き、不思議なほどうまくいく!

6章

今すぐできる「よけいな力を抜く技術」

体から脳のクセを書き換えるエクササイズ

ＤＴＰ作成　株式会社ウエイド
本文イラストレーション　平澤南

1章

無意識の緊張に気づいてリセット！

よけいな力を抜けば、すべての不調は改善する

あなたの体のクセ、診断します！

――「姿勢と動作」の影響チェックリスト

私はこれまで日々のレッスンを通じて、無意識の体の使い方がいかに多くの人の体調や見た目、パフォーマンスに影響を与えているかを見てきました。

普段の姿勢や動作がよくなれば、「もっとラクに生活できるのに……」「もっと仕事で力を発揮できるのに……」「もっと見た目をよくできるのに……」と、今の体の使い方のままでは「もったいない！」と感じることもしばしばです。

体の使い方が私たちの日常生活全般に影響するといっても、具体的にどう影響するのかわからない方もいらっしゃるかもしれませんね。

そこで以下にチェックリストをまとめました。

体と心への影響

□ 慢性的な痛みやこりがある
　―肩こり、首のこり、背中のはり
　―腰痛
　―頭痛
　―肩関節、股関節《こかんせつ》、膝関節などの関節の痛み
□ 腱鞘炎《けんしょうえん》で指や腕を動かすと痛い
□ 口を大きく開けづらい。顎関節症《がくかんせつしょう》
□ 便秘や下痢を起こしやすい。胃もたれしやすい（内臓機能の低下）
□ 疲れやすい。寝ても疲れがとれない
□ 寝つきが悪い。眠りが浅く頻繁《ひんぱん》に目が覚《さ》める
□ イライラしやすい
□ 気持ちが落ち着かない。不安になる

肩こりや首のこり、腰痛に悩む人は非常に多く、ひどくなると椎間板《ついかんばん》ヘルニア、脊柱管狭窄症《せきちゅうかんきょうさくしょう》、ストレートネックなどと医者から診断をされる人もいるかもしれません。ただ椎間板ヘルニア等々は、その状態を示す名称・症状名です。

医者に「あなたの腰痛は椎間板ヘルニアによるものです」と、診断をつけてもらうのも必要なことですが、ここで大切なのは、「なぜ自分は椎間板ヘルニアになってしまったのか?」という視点です。

そのように普段の自分の体の使い方を見直し、意識することで、対症療法では改善しなかった症状が、劇的によくなったという方はたくさんいらっしゃいます。

見た目や印象への影響

次に、見た目や印象ではどのような影響を受けるか見ていきましょう。

□ 首が短い。実際の身長よりも体が小さく見える
□ お腹がぽっこり出ている
□ 脚を広げて、外股で歩いている
□ 口元や眉間《みけん》にしわが寄る。しわがとれなくなっている
□ 歩き方に特徴があると人に指摘されたことがある
□ 手の振り方が速い。動きがぎごちない
□ いつも動作が速く、焦っているように見える

「たたずまいや所作の美しさ」は、その人の印象に大きく影響します。

スタイルもいいし、服装などの身なりもきちんとしているのに、年齢以上に老《ふ》けて見えたり、ガサツに思われたりしてしまう人は、ここにあげたような特徴があります。

コミュニケーションへの影響

コミュニケーションに関係することでは、次のような影響が現われている可能性があります。

□ 声が小さい。声がこもっている感じで、相手に聞き返される
□ 緊張して声がうわずる
□ 誰かと話したあとやプレゼンのあとなどにひどく疲れる
□ 話すペースがいつのまにか速くなってしまう
□ 緊張していいたいことがいえない。いいたいことがわからなくなってしまう
□ 人前では体を縮めるように自分を小さくしてしまう
□ うなずき方が速い。何度もうなずく
□ すぐ動揺する。焦りやすい

このような人は、周囲の人からは自信がなさそうに見えてしまいます。人に安心感を与えたり、落ち着いた印象を与えたりするのにも、姿勢がポイントになります。

逆に姿勢や動作を変えるだけで、「あの人に任せれば大丈夫」という信頼を得ることもできるのです。

パフォーマンスへの影響

スポーツ・ダンス・演奏・歌唱・演技・武道などのパフォーマンス時においては、次のような影響があります。

□ 動きが硬く、しなやかさがない
□ 動きが小さく見える
□ 体が硬い。関節可動域が狭い

□疲れやすく、持久力がない
□よく使う部位を故障しやすい
□調子に波があり、パフォーマンスが安定しないため、不安がつきまとう
□本番や勝負どころで自分のいつものパフォーマンスができない
□目一杯の力でやっているので余裕がない
□発声や管楽器演奏で、高音や低音が出しにくい
□歌唱時にのどを開くように指摘されるが、なかなかできない

一生懸命レッスンをしているのに成果が出なかった人が、体の使い方を変えただけで、パフォーマンスが見違えるほど変わることがあります。体に無理がないので、ケガなどもしにくくなり、いいことずくめです。

あなたも普段の自分を振り返ってみてください。

くり返しますが、これらはすべて「体の使い方」による影響です。

体の使い方さえよいものになれば、体や心の不調が解消されるだけでなく、今まで弱点だと思っていたことが逆に長所になり、前向きな自信が生まれ、人生がどんどんよい方向に向かっていきます。

これから説明する「体の使い方」のコツをつかみ、日々の生活の中に取り入れてみてください。そこから、心にも体にも、「気持ちいい変化」を感じられることでしょう。

体に「よけいな力」、入っていませんか？

気づいていない人も多いのですが、私たちは実にさまざまな場面で、体によけいな力を入れたまま日常生活を過ごしています。

この、**体の「よけいな力」**、すなわち、過剰な筋収縮《きんしゅうしゅく》（筋肉の収縮）を放置してしまうと、いろいろな悪影響があります。

たとえば、**面接や会議、プレゼンの前に、思わず力が入っている自分に気づくことはありませんか？** あるいは、健康診断の採血のときなどに、「もっと力を抜いてください」といわれたことはありませんか？

ここでいう「力」にあたるものが、過剰な筋収縮です。

そして、「もっと力を抜いて（＝筋収縮を抑制して）」といわれたときに、それができる人とできない人がいます。できない人は、「この力をどうやって抜けばいいのか」と思うでしょう。うまく力を抜ける人でも、指摘されなければ「力を入れすぎていること」に気づかなかったかもしれません。

これまでの指導を通じて感じるのは、**人は体を動かすときに無意識のうちに過剰な筋収縮を加えてしまいやすい**ということです。

たとえば、台所で皿を洗うときに、腕や肩の筋肉を一定程度収縮させているのは当然です。腕を動かすわけですから。しかし、過剰な筋収縮をさせやすい人は、皿洗いのときに、脚や首の筋肉をはじめ、胴体全体の筋肉にまで強い筋収縮を加えてしまっているのです。

何もしていないのに疲れてしまう……という悩みを聞くこともありますが、このような体の使い方をしていれば、当然かもしれません。

歯磨きをしているときのお腹に注目！

自分が過剰に筋収縮させるタイプかどうかは、「歯磨き」でわかります。

体によけいな力を加えてしまいやすい人は、「腹筋」と「首の筋肉」を過剰に収縮させる傾向があるからです。早速、歯磨きをしてみてください。実際に磨かない「エアー歯磨き」でもかまいません。


いかがでしたか？ 腹筋と首の筋肉に強い緊張を感じませんでしたか？

力を入れてしまう人は「この緊張は、歯磨きの動作に必要なものなのでは？（＝力が入るのは仕方がない）」と思うかもしれません。

しかし、残念ながら、その緊張（筋収縮）は過剰なものです。なぜなら、腹筋や首の筋肉をそこまで収縮させなくても歯磨きはできるからです。

お腹と首を緊張させながら歯磨きをしていない？

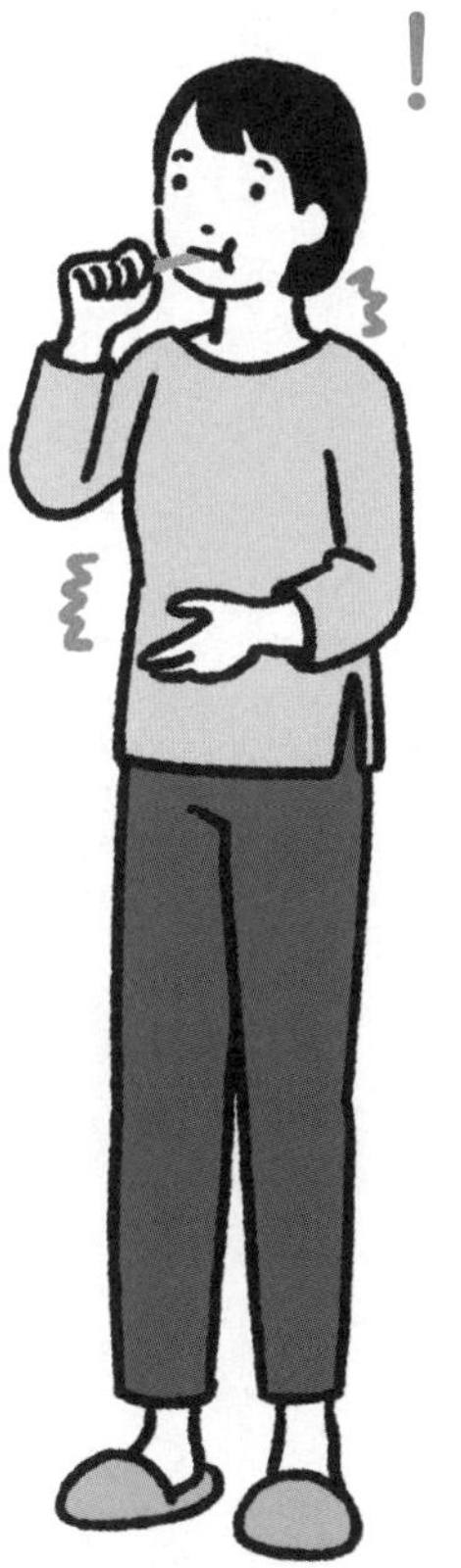

歯磨きで体に力が入ってしまう人は、日常生活のほとんどの場面で、腹筋や首の筋肉、肩から腕、股関節から脚にかけても過剰に筋収縮させている可能性大です。

パソコンでの作業、家事、歩行や会話といった日常活動に加えて、ダンス、スポーツ、歌唱、楽器演奏、武道などの活動においてもそうです。

ただ立ったり座ったりしているだけのとき、さらにいえば寝ているときでもよけいな力が入っている人もいます。このような人は、肩や首のこりはかなりのものになり、腰痛の悩みも抱えているかもしれません。

無意識のときもよけいな力が入ってしまう人の共通点

「自分の体によけいな力が入ってしまう人は、腹筋と首の筋肉を過剰に収縮させる傾向がある」と書きましたが、「よけいな力」が入ってしまう原因は、**私たちの「体の支え方」のクセ**です。

私たちは、寝ているとき以外の時間を、だいたいは立っているか座っているかのどちらかで過ごします。当たり前すぎて意識していないかもしれませんが、**ずっと「筋肉を使って自分の体を支えている」のです。**問題なのは、このときに「体を支えすぎ」てしまっていることです。

体の構造としては、頭と胴体を支える主な役割を担《にな》うのは、背筋《はいきん》などの背中側の筋肉で、体の前側の腹筋や首の筋肉は強く収縮させなくてすむのが本来の姿です。

しかし、多くの人は体を支えるときに、背中側だけでなく前側の筋肉も強く収縮させて支えようとします。それが「体の支えすぎ」です（35ページの図参照）。

ところで、私たちは、「自分の体をどう支えるか」といったことを考えなくても立ったり座ったりしていられます。それは、脳で「パターン化した支え方を自動的に行なうプログラム」を構築しているからです。

そして、多くの人はこの「体の支えすぎ」を脳の自動化プログラムにしてしまうため、無意識でいれば、体を起こしているだけでよけいな力が入ることになるわけです。

「体の支えすぎ」の原因となる姿勢と動作

では、なぜ私たちの多くが「体の支えすぎ」に陥ってしまうのでしょうか。

それは、日々の姿勢と動作が影響しています。

姿勢でいえば、上半身もしくは体全体を後ろに少し傾けてしまうことです。

この場合は後ろに倒れるのを避けるため、体の前側の筋肉をより働かせないといけなくなります。この結果、前側と背中側の両方に力が入る「体の支えすぎ」になってしまうのです。

ほかにもあります。これは、**むしろ日頃から姿勢に気をつけている人に多い**のですが、「しっかりといい姿勢を固定しようとする」ことです。

姿勢を維持するにあたっては、本来は、股関節などの関節が少し動くくらいでも十分なのです。しかし、「いい姿勢を保とう」とすると、関節の動きを完全に止めることになり、必要以上に筋肉を働かせることになってしまうのです。

つまり、**いい姿勢でいようとして「体の支えすぎ」になってしまい、腰痛や首のこりが生じたりするのです。**

姿勢は形だけよくすればいいわけではなく、**「支え方の質」も大事**なのです。

本来の状態

背中側のひもの張りで
支えている

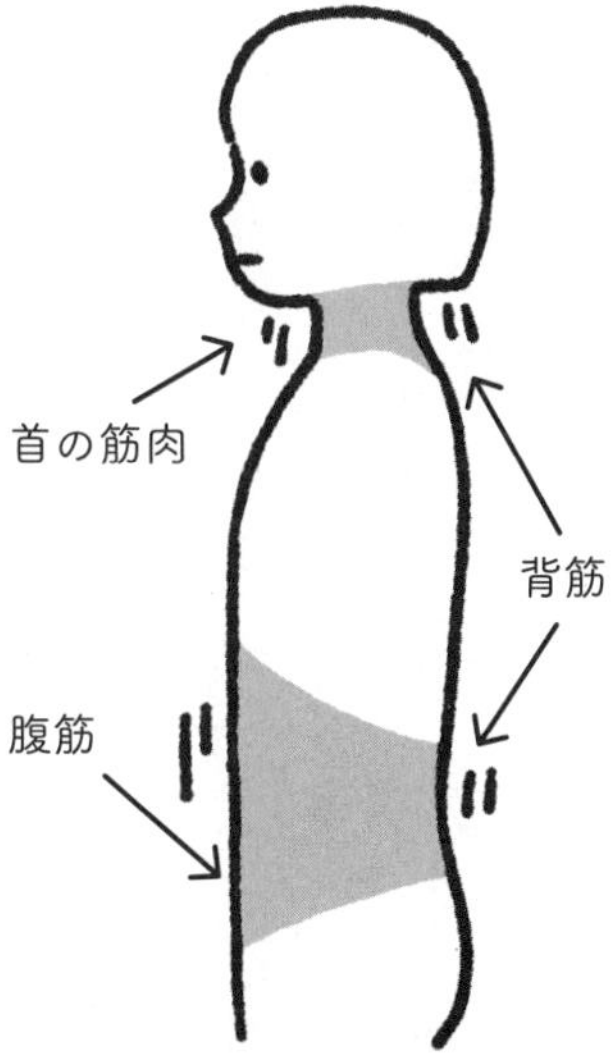

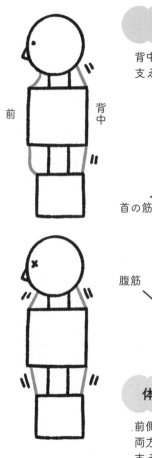

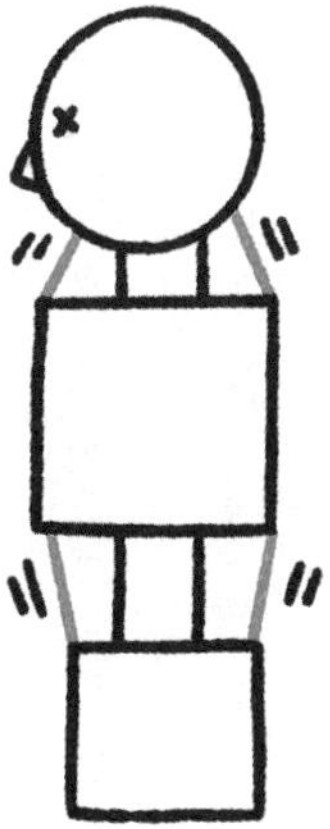

体の支えすぎの状態

前側と背中側、
両方のひもの張りで体を
支えている

動作でいえば、動作速度が必要以上に速すぎることです。

私たちは腕や脚などをただ動かすだけでも、「体を支える筋《きん》活動」を行なっています。そうしないと動作したとたんに体が倒れてしまいます。そのときに動きが速くなると、体軸に生じる反動の力がより強く働きます。そのため、体が倒れないように、より強固に体を支える必要が生じるのです。

適度な速さの動作であれば、腹筋や首の筋肉の収縮を強くしなくても体は支えられるのですが、ほとんどの人が適度以上の速さで動いてしまいやすく、そのため、腹筋や首の筋肉の収縮が結果的に過剰になってしまうのです。

このような姿勢と動作の習慣によって、「体の支えすぎ」がクセになるのです。

力を入れてしまうクセをやめるには

「体の支えすぎ」による影響は、次ページの表に示しています。

本書では、このクセから抜け出し、さまざまな不調を解消する方法を述べていきま

体の支えすぎによる影響

首や肩のこり・痛み	首や肩の過剰な筋収縮の継続により、こりや痛みが生じる
腰痛	体の支えすぎと速い動作は、腰部の筋肉を過度に収縮させることになり、腰痛になりやすい
見た目の悪化	骨盤後傾により、お腹が前に出てねこ背になり、頭が前に出て首が短くなる
体の硬さ、動きの硬さ	過剰な筋収縮が体の動きを制限し、動きを硬くさせる。本来の力を発揮しにくく、動作を重く感じる
息がつまる、あがりやすい	腹筋の過剰収縮により、息をつめるようにしたり、浅い呼吸になる。気持ちも落ち着きにくく、あがりやすい
よい声が出ない	腹筋の過剰収縮により、呼吸が浅くなることで声量が減る。声帯も緊張し、声が響きにくく、しゃがれ声になる
便秘・消化不良	上半身を後傾させて腹筋を過剰収縮させることから内臓への圧迫が強くなり、臓器の働きを制限する
睡眠の質の低下	睡眠時にも続く首の筋肉の過剰収縮のせいで、寝つきにくくなったり、夜中に何度も起きてしまったり、浅い眠りになる
顎関節のトラブル、口まわりのしわ	腹筋と首の筋肉の過剰収縮に拮抗《きっこう》するために、あごや口まわりの筋肉にもよけいな力が入る

すが、まず「自分の体を支えている」ということをしっかり念頭においてください。

よけいな力を抜くには、自分が自分の「体を支えていること」に注意を向けることが大切なのです。

なお、過剰に筋収縮させない体の支え方に変えた際に、最初のうちは違和感があるかもしれません。体によけいな力が入りやすい人（過剰な筋収縮の感覚に慣れてしまった人）は、むしろ力が入っている状態のほうが正常だと感じているからです。

制約や負担のない体の使い方にシフトするには、まず、この違和感を受け入れることが必要です。

「体がラクになった」といった結果につながる姿勢や動作ができるようになれば、違和感はなくなっていきます。

俳優、歌手、演奏家……数々のアーティストに支持されてきた「アレクサンダー・テクニーク」

私が学んできた「アレクサンダー・テクニーク」は、オーストラリアの俳優、フレデリック・マサイアス・アレクサンダー〔F.M.Alexander（一八六九～一九五五）〕が考えた体の使い方の方法です。これは、「よけいな力を抜くための技術」として一〇〇年以上前に開発されたものです。

アレクサンダー氏は、役者にとって商売道具である声が舞台上で出なくなるという不調に襲われました。その原因をつきとめるべく、彼は自分の発声の瞬間を観察していったところ、声を出そうとする瞬間、首の筋肉の収縮を強め、頭を後ろに傾けるようにして声帯を圧迫していたことに気づきます。

これが契機となって、発声に限らず、ほかの心身活動においても、よけいな力を入れなければ、体への負担や呼吸・運動といった機能への制約が減り、本来の力を発揮しやすくなると唱えました。

つまり、腰痛や腱鞘炎などの体の不調に襲われたり、普段できていることが本番になると実現できなかったりするのは、よけいな力が入っているから、というわけです。

アレクサンダー氏が俳優だったこともあって、アレクサンダー・テクニークは、音楽や演技といったステージパフォーマンスの分野でより多く取り入れられており、著名な俳優や音楽奏者、歌手の中にも、アレクサンダー・テクニークを基礎として学んでいる人が大勢います。

イギリス、アメリカ、そしてドイツやフランスなどの欧米諸国では、音楽大学や演劇の大学でパフォーマンス向上のための技術として推奨され、イギリス王立演劇学校やアメリカのジュリアード音楽院などでは授業のカリキュラムにも加えられています。

私たちのつらい体の痛みや日常生活にもうれしい変化が！

よけいな力を抜く技術であるアレクサンダー・テクニークは、プロを目指す音楽家や俳優のためだけに存在するのではありません。**一般の人の腰痛や肩・首のこりなどの痛みや不快な症状の緩和にも役立ちます。**今では代替医療のひとつにもなっており、一部の国では保険適用もされています。

さらに、このよけいな力を抜く技術は、**ビジネスや日常生活の活動のパフォーマンス向上にも効果を発揮**します。

アレクサンダー・テクニークは、アレクサンダー氏が二十世紀初頭に内容を体系化してから今日《こんにち》に至るまで、世界中の教師たちによって洗練されてきた技術です。この技術が一〇〇年以上も脈々と続いてきたことを考えれば、その効果のほどは推《お》して知るべしでしょう。

なお、アレクサンダー・テクニークは、マッサージや整体、鍼灸《しんきゅう》治療のように、クライアントが一方的に受ける施術と異なり、興味を持った人自身が主体的に取り組み、学ぶものです。自《みずか》ら実践していくものであり、ヨガやピラティス、フィットネスに近いものといえるでしょう。

本書では、その技術を読者が自分で学べるように独自の工夫を加えてわかりやすく解説しています。

アレクサンダー・テクニークは、学びさえすれば、誰もがいつでも手軽にできるものです。自分で自分の体や心をラクにすることができるのは素敵なことだと思いませんか?

体の使い方を意識すれば、不調がなくなり、人生に変化が起こる

私は、クライアント指導と自分自身の経験を通じて、アレクサンダー・テクニークの技術は、人間が持っている「未開発の能力」を使っているのではないかと思うようになりました。

その能力を簡潔にいうと、**「気づく力」「意識の力」**です。

以前の私は、まったくといっていいほど、自分の体の状態や体の使い方に気づいたり、意識したりすることはありませんでした。

ここでいう「体の状態」や「体の使い方」とは、**①筋収縮の程度、②姿勢・動作の仕方、③呼吸の状態、④発声の質**のことです。

今の私は、こうした体の状態によく気づきます。そして気づくたびに、「どうする

か」を選択します。「そのままでいるか」「よりよい状態に変えるか」です。この実践によって、私は多くの恩恵を受けています。

おそらく読者のみなさんも、以前の私と同じで、日常の自分の体の状態や体の使い方を意識したりしていないでしょう。それで何も問題なく、うまくいっている（ように見える）のかもしれません。

しかし、私は、自分の体を意識しなかったころよりも、体のこりや痛みといった不調がなくなり、パフォーマンスが向上していることを実感しています。

さあ「気づく」トレーニングを始めよう

人間には「自己意識」があります。これによって私たちは「自分」というものを認識し、自分の活動を評価したり、自己の本能的な活動を抑制したりしています。

つまり私たちは、自己意識によって自分の体の使い方に気づくことができます。そして、そのときどきの自分の状態を評価し、よりよく修正できるのです。これは同じ脊椎《せきつい》動物の哺《ほ》乳類《にゅうるい》にも人間以外にはできないことです。犬は覚えてしまった体の使い方を、犬自身の意思だけでは変えられません。霊長類のチンパンジーでもできません。

これは私たち人間の持つ高度な意識能力なのです。

この**「自分に気づいて、体の使い方を修正する力」**を、多くの人は十分に使っておらず、未開発なままにしているのはとてももったいないことです。

アレクサンダー・テクニークのレッスンは、**「気づく訓練」**といっても過言ではありません。次章から「体の使い方」を具体的に学んでいきますが、内実は「気づくこと」「意識すること」の実践です。

あとで詳しく触れますが、**アレクサンダー・テクニークはメンタルトレーニングの要素も持っています。**体と心のつながりはとても強いからです。

はじめは、自分の体に意識を向けるのが難しいかもしれませんが、大丈夫です。人間なら誰もが持つ「気づく力」を開発していきましょう。

COLUMN

著者も実感！　アレクサンダー・テクニークには人生までも変えてしまう力がある！

ここで少し私の経験についてお話しさせてください。

私がアレクサンダー・テクニークを始めたのは、中学生くらいから持病となっていた頭痛を治したい、と思ったことがきっかけです。

頭痛といってもいろいろな種類がありますが、私の場合は緊張型頭痛でした。帽子をずっとかぶっているような鈍い痛みを感じ、この症状があるときは物事に集中できなくなり、気持ちもイライラしていました。

大学生になると症状は慢性化し、一週間のうち五日から六日は午後から頭が痛くなり、その状態が寝るまで続きます。常に頭痛を心配する自分がいるため、何をするにも心の底から楽しめない毎日でした。

◆医者も治せなかった頭痛が改善

学生のころは、「自分はこういう体質なのだ」とあきらめ、何も対処しないでいましたが、就職し、会社員になると、そういうわけにはいきません。

頭痛のせいで仕事に集中できなくなるなど、職場で支障を感じたために、「なんとかしたい！」と、改善を目指して私はさまざまなことを試みるようになりました。

通常の医者の診療はもちろん、カイロプラクティック、整体、鍼灸などを試みましたが、その瞬間は多少よくなっても、また元に戻ってしまいます。

それらのアプローチがあまり成果を出さなかったので、次は心理面の療法にもチャレンジしてみました。心療内科、カウンセリング、催眠療法です。

しかし、これらもはっきり「よくなった」と実感するまでには至りません。

心療内科では抗うつ剤が処方され、多少頭痛の頻度が少なくなりました。ただ、「この薬をずっと飲まなければならないのか」と思うと、治療を続けていく気になれませんでした。

そうして、最後にたどりついたのが「アレクサンダー・テクニーク」でした。

アレクサンダー・テクニークで推奨する体の使い方を意識しながら生活していると、まず寝起きのときに感じていた首のこりがなくなりました。

以前から、首のこりを感じて目覚めると、「今日も頭痛になるのか……」と、朝から嫌な気分になっていましたが、これがなくなったおかげで、すっきり起きられるようになったのです。


しばらく続けると、「頭痛の頻度が減ったな」と感じられるようになりました。

このおかげでイライラが減り、何をやっても集中できていた小学生の自分に戻ったような気分でした。

さらに、あるときから急に声の通りがよくなり、声が響くようになりました。

姿勢も、「よくしよう」と思ったとき、いい姿勢をラクに維持することができるようになったのです。

✦その効果は仕事にも！

こうした一連の変化は、仕事にも好影響を与えました。

私は以前、自動車メーカーのマーケティング関連部署で事務職をしていたのですが、上司への報告や大勢を前にしたプレゼンテーションでは、いつもかなり緊張してしまっていました。

声もうわずり、話す内容もまとまりません。その場にいるすべての人に、私の緊張が伝わっていたに違いありません。

それが、アレクサンダー・テクニークを実践していくことで、こうした社内のシチュエーションでも落ち着いていられるようになったのです。

よく響く声が出せるようになり、話すテンポも過度に速くなりません。緊張は感じるものの、落ち着いた対応ができる感覚です。上司や関係者を説得しやすくなり、信頼されているようになったことも感じました。

こうした経験は自信となって、気づいたらプレゼンを毛嫌いする自分は、すっかりいなくなっていました。

スポーツのパフォーマンスにも変化がありました。

当時、私は趣味でバスケットボールをしていました。バスケは社会人になってから始めて、正直上手ではなかったのですが、アレクサンダー・テクニークを実践するようになってから、シュートの確率が上がり、相手の動きや状況がよくわかるようにもなりました。

そもそもアレクサンダー・テクニークを始めた目的は頭痛の緩和であり、仕事やスポーツでの好影響は期待していなかったので、うれしいというよりも驚きました。

体の使い方を変えればすべてが変わる

ただ、よくよく考えてみれば、こうした変化は「あり得ること」だとわかります。

私たちはすべての活動で「体」を使います。そして、アレクサンダー・テクニークは、体の使い方を変えるものです。体のこりや痛みの改善だけでなく、コミュニケーションや運動など、あらゆる活動に変化があっても不思議ではありません。

同時に、以前の自分が無意識に力《りき》んでいたこと、力みや緊張によってパフォーマンンスが著《いちじる》しく低下していたことを身をもって感じました。

以上のような経験を通じて「これは自分だけの問題ではない。負担がかかるような体の使い方のせいで問題を抱えている人の力になりたい」と、いつしか私は思うようになりました。

その後、私は働きながらアレクサンダー・テクニーク教師の資格を取得し、一大決心をして十年間勤めた会社を退社。恵比寿に教室「身技レッスン（現在はアオキメソッド）」を開設しました。

今は、個人レッスンを中心に、年間三〇〇人以上のクライアントに触れて、アレクサンダー・テクニークの考えをベースにした「よけいな力の抜き方」を指導しています。

2章

ラクできれいな「姿勢」のコツ

本当に「いい姿勢」は無理なく自然で疲れない

背骨を「つっぱり棒」のように使うイメージを持ってみよう

骨を立てて、体の重みを上の骨から下の骨へ伝える

自分が普段どのような姿勢になっているか、自分ではなかなかわからないものです。そのため負担のかかる姿勢になっていてもそれに気づかず、そのままの状態を維持してしまうことがあります。

こうした、負担がかかる、制約となる、故障につながるような体の使い方のことを、「不利な体の使い方」と私は呼んでいます。その反対の、負担が少なく、制約のない、故障しにくいものを「有利な体の使い方」としています。

「有利・不利」という表現は、体の使い方としては聞き慣れない言葉かもしれませんが、これがもっとも的《まと》を射ている表現となるので、ここでは「有利・不利」の表現を

使います。

自分がどんな姿勢になっているかは、①重心の位置、②体軸を構成する骨（背骨や骨盤、脚）の状態を見ればわかります。

56ページの図に示しているのは不利な姿勢で、体の重心が適切な位置より後方になっています。後ろに寄りかかるような状態です。

この場合、体軸を構成する骨では、次の三つが起こりやすくなります。
①骨盤が前にスライドして後傾する
②背骨の一部を屈曲《くっきょく》させることになる
③頭が前方に突出して後傾する（あごが上がっている状態）
このような姿勢は、体に負担がかかるだけでなく、みすぼらしく見える原因にもなり、人に与える印象も悪くなりがちです。

では、有利な姿勢とはどのような状態なのか。それは、体の重心を適切に位置づけて、体軸の骨を立てた状態です。57ページや59ページのように、骨と骨がしっかりと

不利な体の支え方

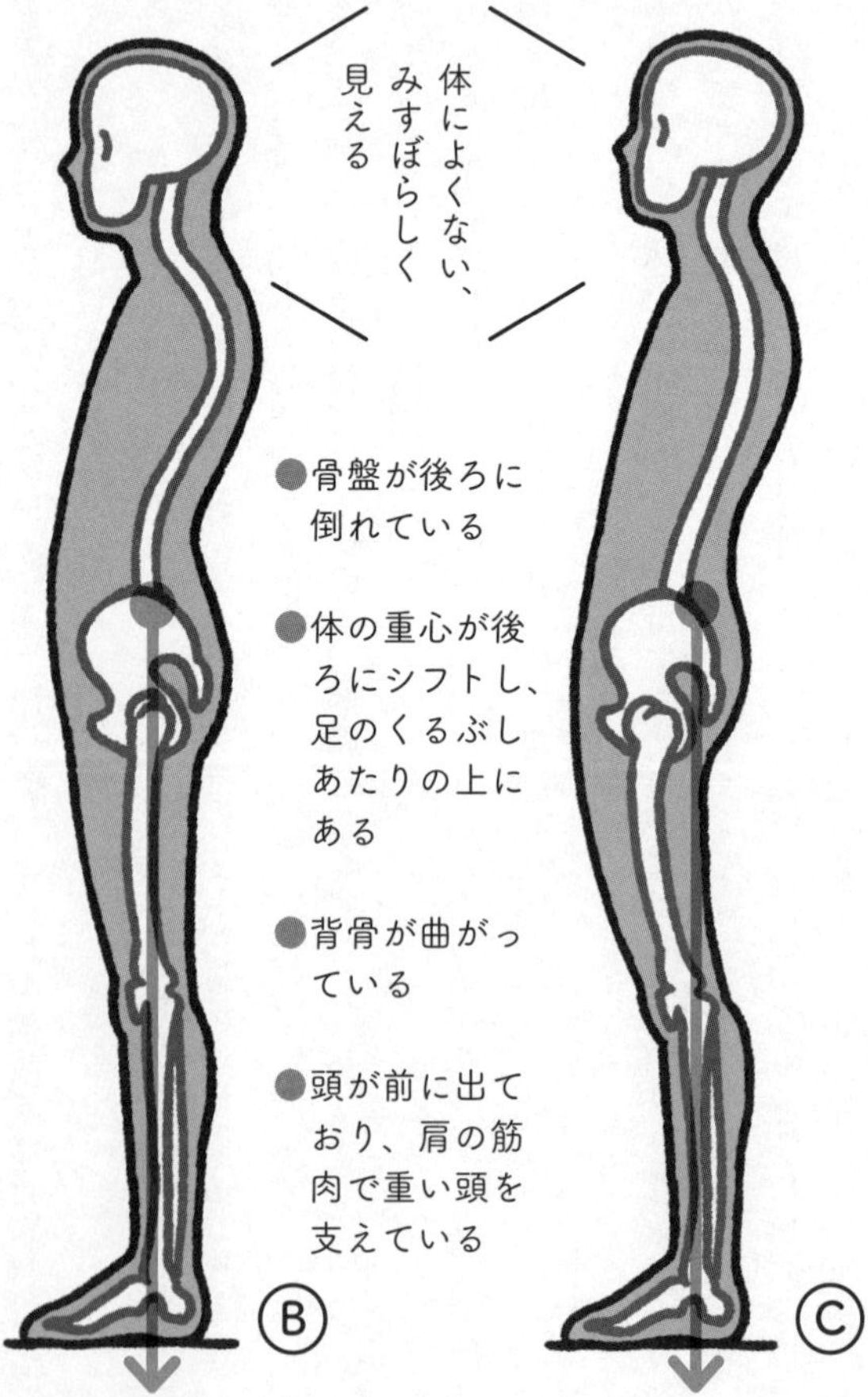
体によくない、みすぼらしく見える
●骨盤が後ろに倒れている
●体の重心が後ろにシフトし、足のくるぶしあたりの上にある
●背骨が曲がっている
●頭が前に出ており、肩の筋肉で重い頭を支えている
B
C

有利な体の支え方

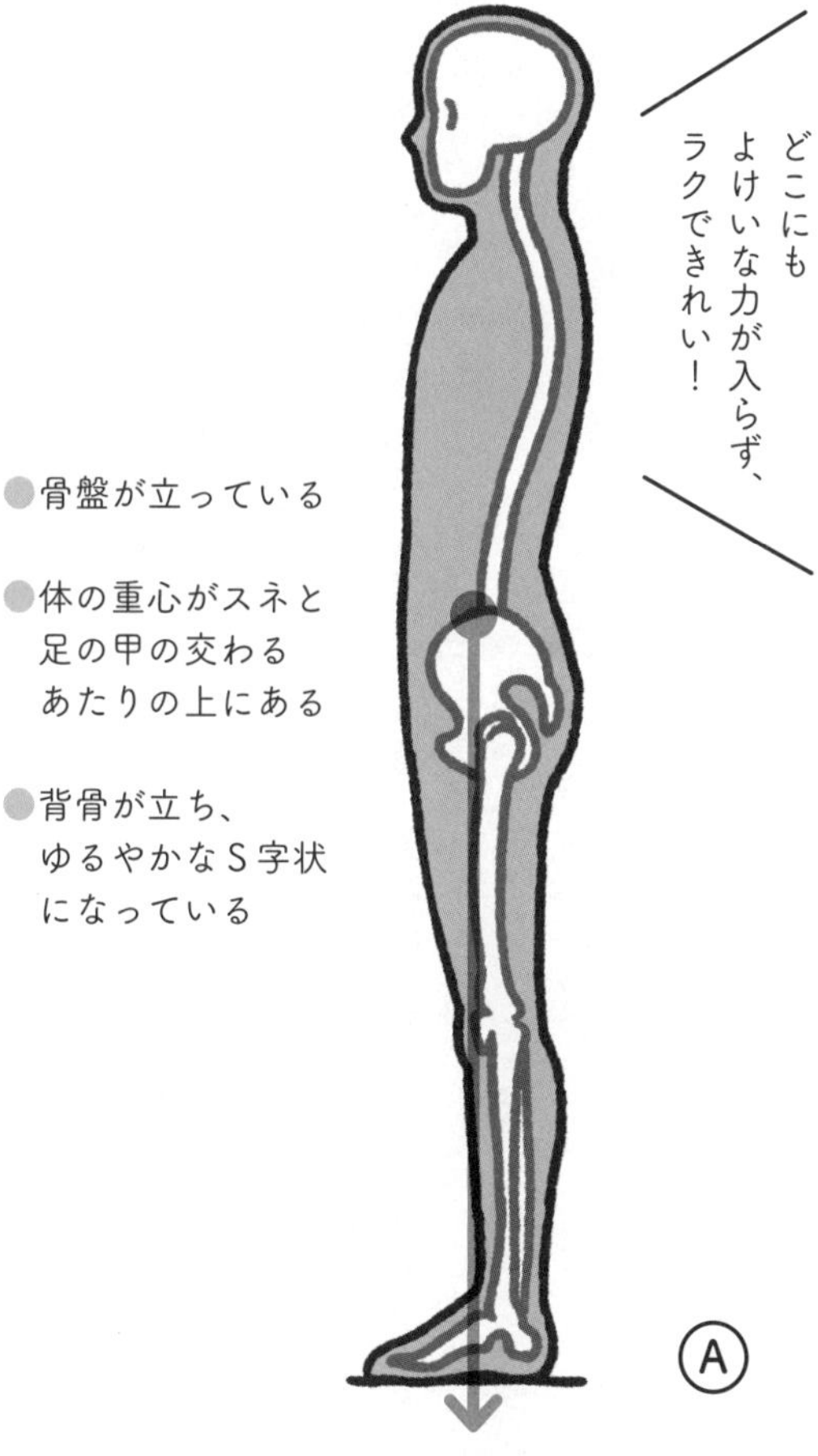
どこにも
よけいな力が入らず、
ラクできれい！
骨盤が立っている
体の重心がスネと
足の甲の交わる
あたりの上にある
背骨が立ち、
ゆるやかなS字状
になっている
A

接触し、体の重みが上にある骨から下の骨に十分に伝わって、姿勢もまっすぐで、きれいに見えます。

物にたとえれば、体軸の骨が「つっぱり棒」のようになっている姿勢です。

これは、上側からかかる「体重による荷重《かじゅう》の力」と、下側からかかる「床からの反力《はんりょく》」を、両端からの内向きの力として体軸の骨を安定させるということです。

骨が本来あるべき姿になり、それぞれの骨が体重による重みを適切に受け取るようになると、筋肉の負担が減るため、筋収縮は最小限ですむことになります。

これにより、背骨や椎間板を変形させるような状態も避けることができますし、内臓への圧迫も少なくなります。

肋骨《ろっこつ》の動きや声帯への制約もなくなるので、呼吸や発声がしやすくなります。

目指したい本来の姿勢

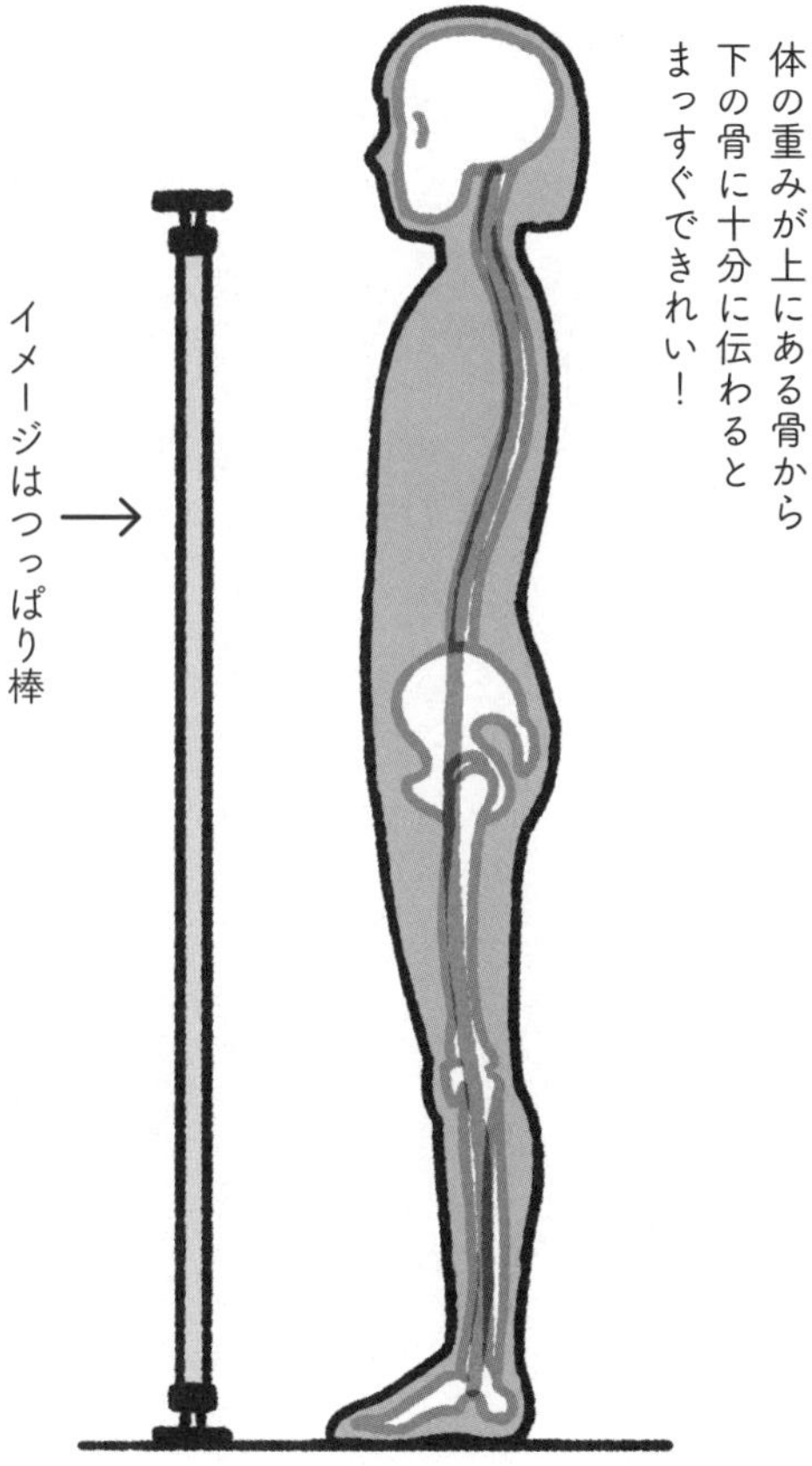
体の重みが上にある骨から
下の骨に十分に伝わると
まっすぐできれい！
イメージはつっぱり棒

「リーディングエッジ」で動きがラクになる

体の動きの「先端」と「方向」を考える

普段の生活の中で、体をラクにスムーズに動かすために覚えておきたいのが「リーディングエッジ」です。

リーディングエッジは直訳すると「導く先端」という意味ですが、これは、**自分がこれからやろうとしている動きを導く「先端」を決め、その先端を導く「方向」に動かすこと**を意図《いと》して動作をすることです。

私たちが何を意図（目的を実行しようと思うこと）するかで、体の筋反応《きん》は変わります。つまり、意図の仕方次第で、用いる筋肉も異なれば、筋肉を用いる程度も変わ

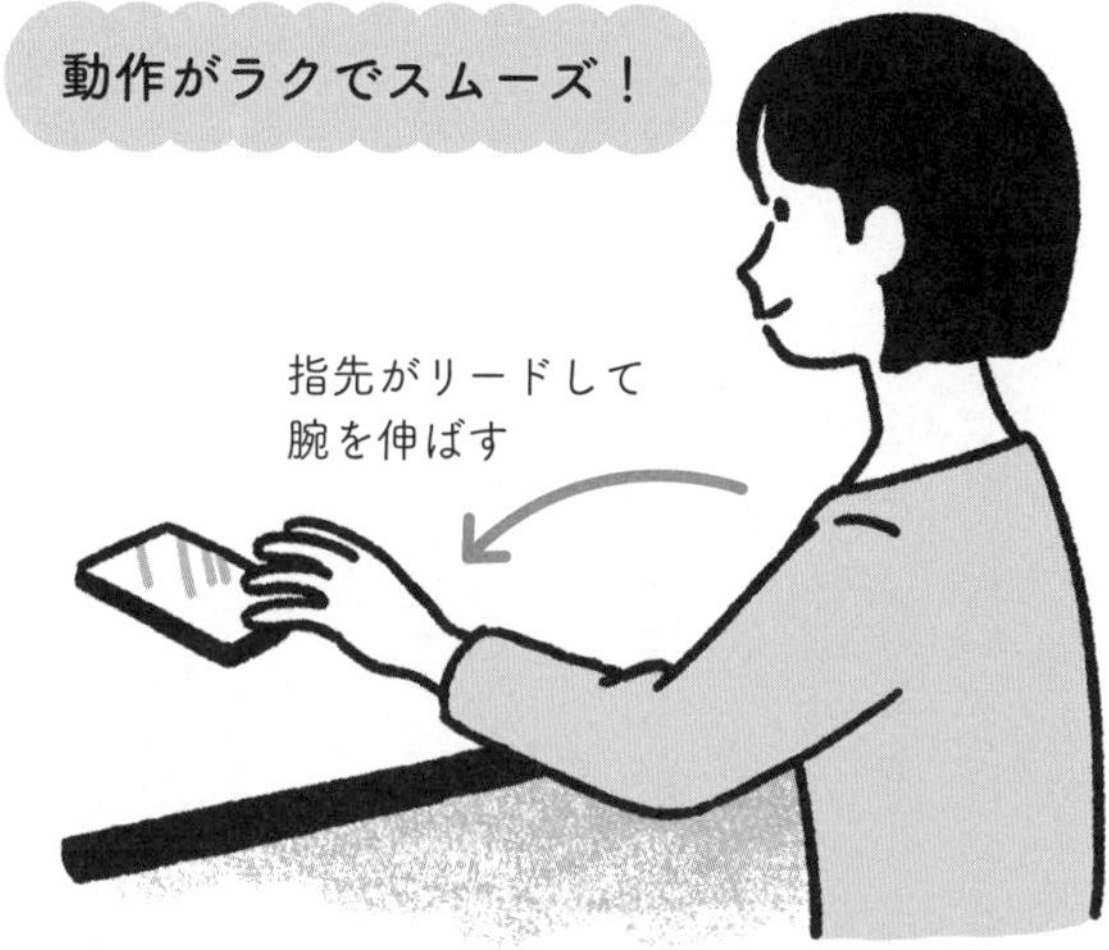
動作がラクでスムーズ！
指先がリードして
腕を伸ばす

るということです。

このリーディングエッジを意図すると、最小限の筋収縮で動作をできるようになります。つまり、体を軽くラクに動かせるようになり、体によけいな力を加えずにすむようになるということです。

たとえば、テーブルの上に置いたスマホを取ろうとするとき、「指先（＝リーディングエッジ）を、スマホのほうに動かす」と意図して手を伸ばす感じです。

「当たり前」と思うかもしれませんが、この**当たり前のことを私たちは実は意識していないのです。**

実際、リーディングエッジを意図しないで取ろうとすると、無意識に「筋肉や関節を使おう」とするような感覚になり、筋収縮は過剰なものになります。

ちょっとしたことですが、これがつみ重なると、気づかないうちに体への負担は相当なものになります。

そうならないように「先端を導く意図で動作する」ことが大事です。これは意識の仕方の原則になります。

また、リーディングエッジは姿勢にも応用できます。

姿勢は、「体をある状態にする動作」ともいえるからです。

ここでは「意図」という表現を用いていますが、これも私がよく使う表現です。

実現したい具体的な動作を「もくろむ」ようにしてもらいたいからです。

このリーディングエッジの意図をもとに、次項から体の機能を十分に生かす「有利な姿勢」を実現するコツを紹介していきます。

背すじを伸ばすのではなく「頭の位置を高く」しよう

美しい姿勢は「頭」がポイント

姿勢をよくしようとするとき、私たちは一般に、「背すじを伸ばそう」としますが、**「頭を高くしよう」と意図したほうがラクによい姿勢を保てます。**

これもリーディングエッジの考え方によるものです。「背すじ」、つまり背骨は「動きの先端」の部位としてふさわしくありません。

姿勢をよくするときの「動きの先端」は「頭」です。

あやつり人形をイメージしてください。あやつり人形は、頭を上から引っぱればまっすぐきれいに立ちますが、背すじのある胴体を引っぱっても、頭は下に垂《た》れてしまいます。

私たちも同じです。

頭を高くしようとすれば、胴体も自然と上に持ち上げられ、無理なく背すじが伸びる状態になります。

「背すじを伸ばす」という意図では、「筋肉や関節を使おう」とする感覚になりやすく、結果的に背筋に力が入りすぎたり、背骨を反らしすぎたりする原因になります。

「頭の位置を高くしよう」と意図して頭を上に導くようにすると、背すじが伸びた状態でも「背筋を使っている」とは感じないくらいです。そのくらいの感覚が、適度な背筋の用い方なのです。

バレエのレッスンでは、「頭が天井からつり上げられているイメージを持つように」といわれることがありますが、「自分はバレエダンサーなのだ」とイメージするだけでも、無理なく頭の位置が高くなり、体全体が伸びるでしょう。

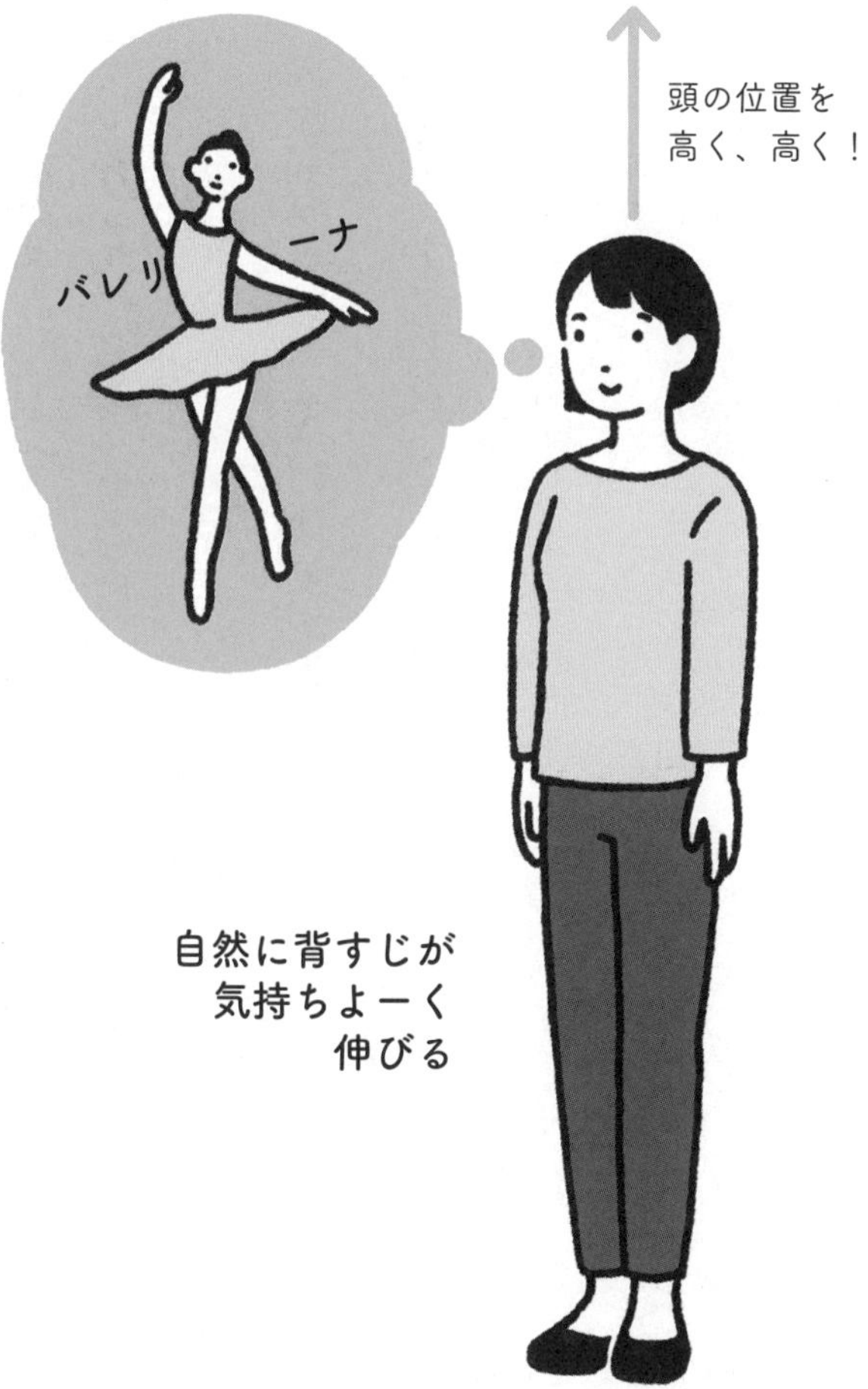
バレリーナ
頭の位置を
高く、高く！
自然に背すじが
気持ちよーく
伸びる

骨盤を「立てる」感覚をつかんでみよう

太もも前側とスネに体重が少しかかる感覚

有利な姿勢にするためには、骨盤を立たせる必要があります。しかし、よく「骨盤が立っているかどうかわからない」という声も聞くので、自分の感覚で確認する方法を説明します。

まず、何にも寄りかからず、立ってみてください。そのとき、太もも前側とスネに体重が少しかかる感覚（体に少しだけ前に傾く力がかかる状態）があれば、骨盤が立った状態です（図Ⓐ）。前に倒れようとしている体を、背筋や、お尻と脚の筋肉で支える――、これが理想的な状態です。

油断すると、骨盤が前にスライドして後傾してしまう人が多いのですが、この場合は、太ももの後ろ側に体重がかかる感覚になると思います（図Ⓑ）。

そうならないためには、**お尻を少し後ろにし、太ももの前側に体重が少しだけかかるような感じにしていきます。**繊細な違いですが、慣れてくれば、骨盤が立っているのか、後傾しているのか、確実に自分でわかるようになります。

骨盤を立たせることはとても大事です。骨盤は背骨の最下端となり、脊椎の立ち上がり角度を決めるからです。**骨盤が立っていなかったら、頭を高くしても背すじは適切に伸びず、隠れねこ背のような状態となります。**姿勢は骨盤次第なのです。

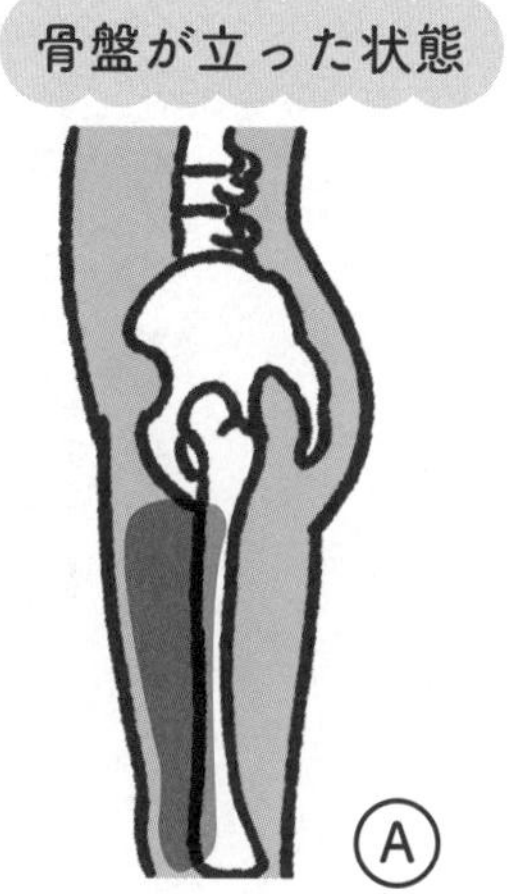

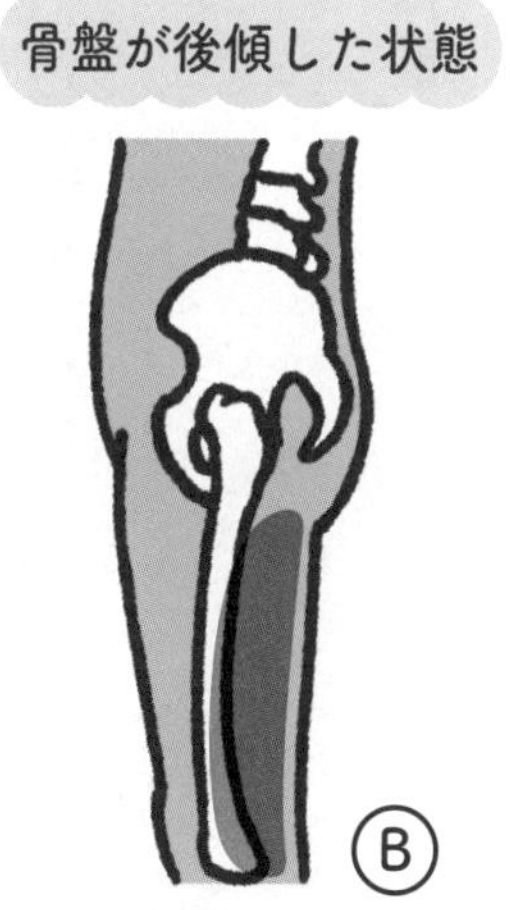

両足の裏にしっかり体重をかけて立ってみよう

足の指の裏も含めた足裏全体に体重を乗せる

私たちは、足の裏にかかる体重を気にしなくても立つことができます。それもあって、重心が適切な位置よりも後ろになりやすく、そのため足の裏にかかる荷重は、「かかと側」が強くなり、「指側」が弱くなります。

これが進むと「浮《う》き指《ゆび》」といわれる状態になりますが、バランスが適切ではないため、体全体によけいな力が入ります。

立つときは、足の裏の全体を「べったり」と床面に接地させ、足の指の裏も含めた「足裏全体」で圧力を感じるように体を導きましょう。

「足の指の裏も」というのがポイントです。
「体重を足裏の接地面に預ける」とイメージして、「足裏感覚」を磨きましょう。

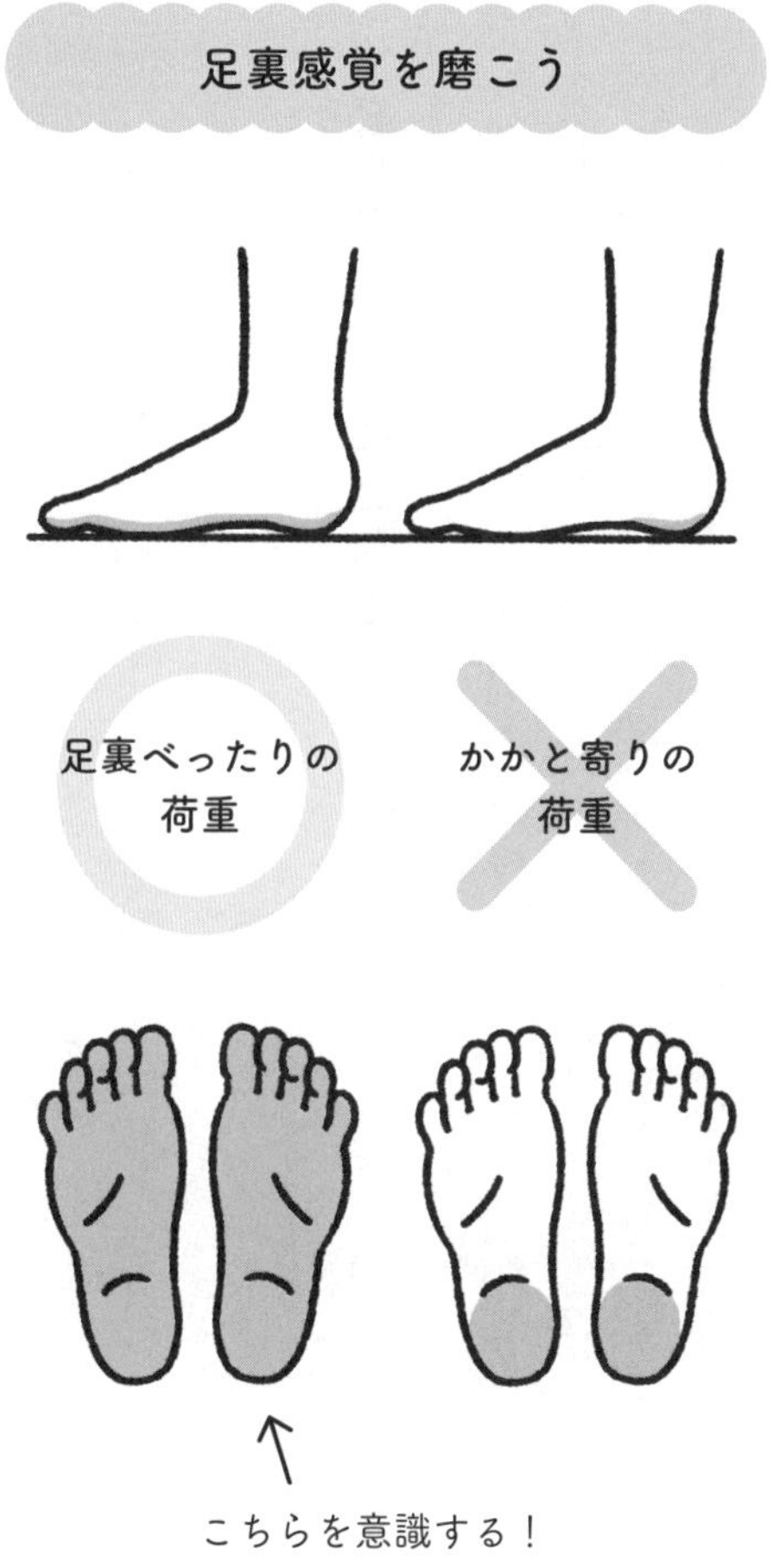

「秘密のつえ」に体重を乗せて立つイメージをしよう

骨の支えを上手に借りる「立ち方」

私たちの体は、骨だけではなく、筋肉、特に「抗重力筋《こうじゅうりょくきん》」と呼ばれる筋肉によって支えられています。それらが適度に働いているとき、理想的な姿勢になるのです。抗重力筋は、言葉のとおり「重力に拮抗《きっこう》するための筋肉」で、体を起こしている間はずっと体を支えています。具体的には、背筋やお尻の筋肉がこれに相当します。

抗重力筋は背中側に多くあるので、**体に「前に傾く力を少しだけかける」**ようにするのが理想的な状態です。また、この**「少しだけ」**というのがポイントで、そうでないと、本当に前に倒れかねません。

体の前側に「秘密のつえ」があると意識するだけで……！

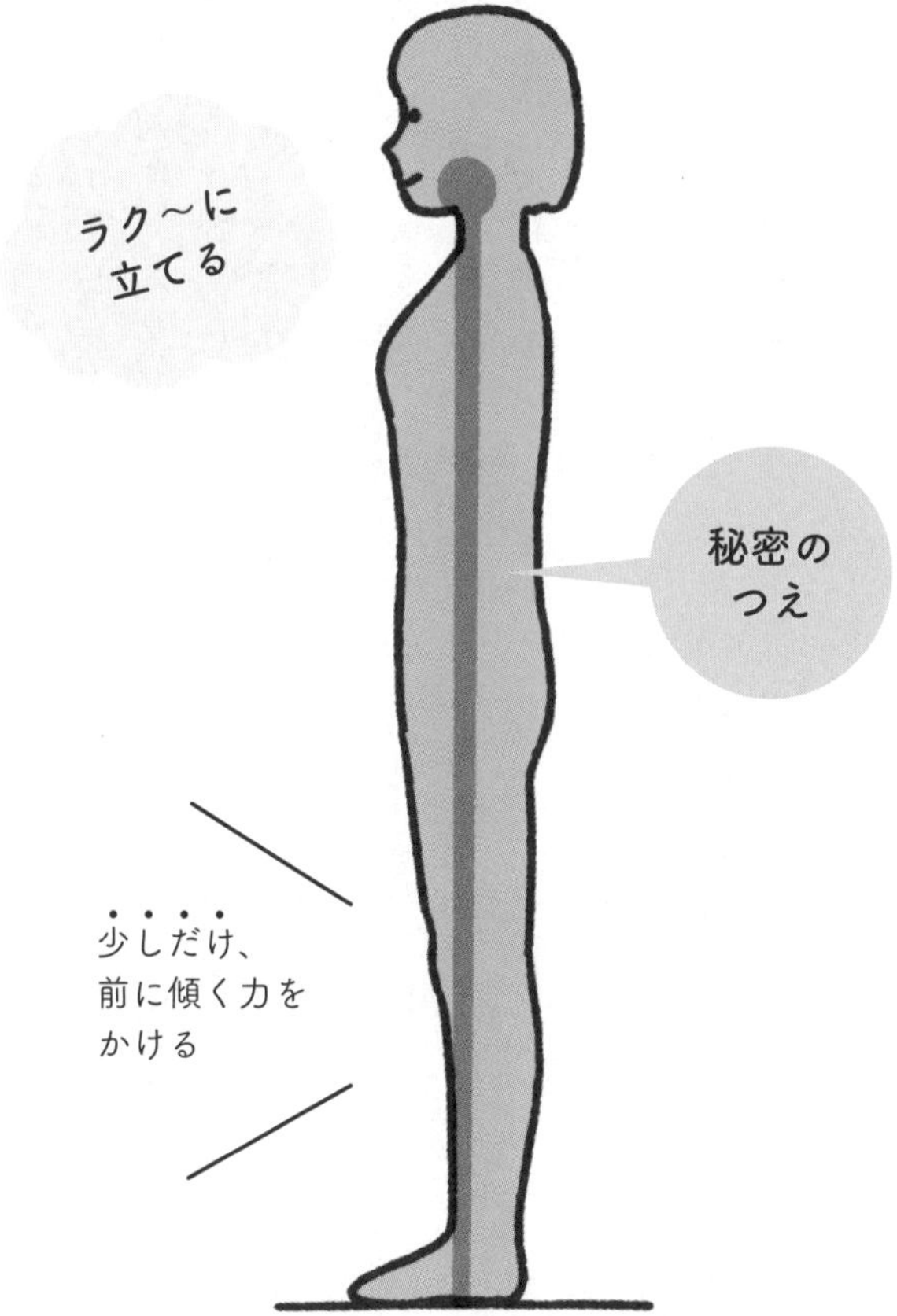
ラク～に
立てる
秘密の
つえ
少しだけ、
前に傾く力を
かける

そこでおすすめしたいのが、**体の前側に目に見えない「秘密のつえ」があるとイメージし、そこに体の重さを乗せるようにすること**です。

つまり、「体の前側の『秘密のつえ』に体重を乗せる」ように意図するのです。

こうすることで、必要以上に背筋やお尻の筋肉、脚の筋肉に力を入れることなく、つっぱり棒にした骨（58ページ参照）の支えを受けることができます。

注意したいのは、姿勢を正そうとして、「背すじを伸ばそう」としてしまうことです。64ページでも書きましたが、こうすると、背中側にたくさんある抗重力筋に力が入り、背筋を過剰に収縮させやすくなります。

また、今まで体を後ろに少し倒しぎみに立っていた人は、その感覚に慣れているので、はじめのうちは前に倒れているような違和感があるかもしれません。実際には前傾していないので、この違和感を受け入れていきましょう。

腹筋と首の筋肉のよけいな力を抜こう

腹筋のよけいな力を抜くには「ため息」が効果的

「秘密のつえ」に体重を乗せて立つことができても、お腹と首に力が入ったままという人は少なくありません。ですから、**「腹筋」と「首の筋肉」の過剰収縮を抜く**ことが大切です。

これはとても重要なステップです。姿勢の形だけととのえて終わってしまう人が多いのですが、これではせっかくいい姿勢になった恩恵を得ていません。体が覚えてしまっている筋収縮が抜けていないからです。

まずは腹筋の過剰収縮を抜きます。**実はその唯一の手段が「ため息」です。**

腹筋と呼吸には密接な結びつきがあります。腹筋が過剰に収縮すると、はく息が途中で止められてしまい、呼吸が浅くなるのです。

ですから、まずは息をはいてください。腹筋の過剰な収縮を抜くには、**息を適切にはくことが必要**になります。息をためないように「ため息」を出すのです。

実際に、姿勢を修正したあと「ため息」のように「ふぅー」と、息をはきましょう。そして呼吸をしながら「お腹がふくらんだり、へこんだりするかどうか」を確認します。

呼吸に合わせて**「勝手に」**お腹がふくらんだり、へこんだり動く感じがあれば、腹筋の過剰な収縮が抜けたサインです。「勝手に」というのがポイントです。

お腹を意識的に動かそうとすると、上手に力を抜くことができません。**ただ「ため息を出す」と考えて、お腹が勝手に動く状態を目指しましょう。**

ため息でお腹の緊張がとれる！

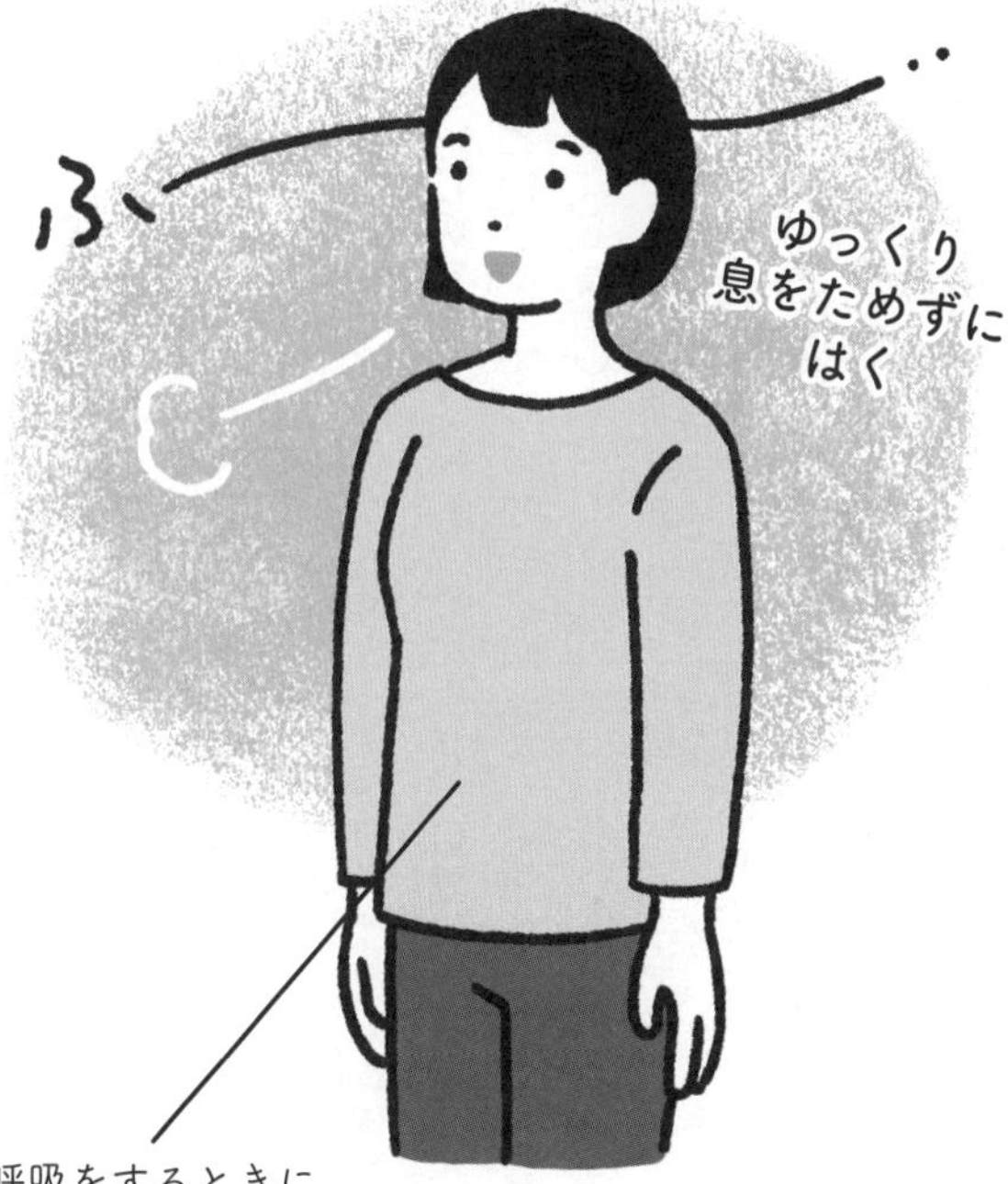

呼吸をするときに、
お腹が勝手に
ふくらんだり
へこんだりしていたら
ＯＫ！

頭をゆっくり自然に動かして首の力を抜く

首の筋肉の過剰収縮は、「頭をしっかり固定して支えよう」とするために起こります。頭を支えすぎてしまっているのです。

首振り人形は、頭をつつくとぐらぐら動きますが、しばらくしたら動きが止まります。**私たちの頭も、この首振り人形のように、すぐに動いてしまうような、頭がただそこに乗せてあるというイメージです。**この状態が理想で、これが首の筋肉の過剰収縮が抜けたサインとなります。

顔を左右に向けるようにして、頭をゆっくり動かしてみましょう。そして、その動きを止めて、顔を正面に向けますが、「いつでも頭を動かせる」くらいにします。

詳しいやり方は197ページで紹介しています。

エクササイズでこの感覚を磨いていけば、頭を実際に動かさなくても、首の筋肉の過剰収縮を抜けるようになるでしょう。

「プレイシング」を意図して立ってみよう

きれいな姿勢をラクに継続するコツは「体を置く」意図を持つことです。

ただ「いい姿勢で立とう」では、姿勢の形だけをととのえて終わりになってしまい、過剰な筋収縮反応まで抜きにくいのです。

「いい姿勢にした状態で、体を置く」と思えると、床や骨に体重を預ける感覚をうながしやすく、よけいな力を加えずにすむようになります。

自分の体を「高価な花瓶」とイメージする

とても高価な美しい花瓶をイメージしてください。その花瓶を床に置くとき、わざわざ斜めに傾けて置く人はいないでしょう。

しかし、私たちは、花瓶よりも大切な「自分の体」を傾かせ、倒れやすい状態にしていることがよくあります。

これは、傾いて倒れそうになっている花瓶を、ひもで引っぱって倒れないように支えているようなもの。このひもに相当するのが筋肉や靭帯《じんたい》で、体の中にある張力性の支えに強く依存して、無理をさせているわけです。これは、体の支えすぎの状態です。

これがクセになっていると、普段から「体をしっかりと持ち上げていよう」というような感覚になってしまいやすいのです。

私たちの体も、花瓶と同じく床の上に置かれるべきものです。対比でいえば、根のある木や基礎のある建物とは、支え方が異なります。

花瓶のことは置くものだと思っていても、自分のことを「置く」とは普通は考えませんよね。しかし、体も「置く」ようにしたほうが私たちは本来のあるべき状態になれるのです。

「自分の体を床の上に置く」と意図することで、足裏にかかる自分の体のバランスも

大切な体をこんなふうに扱って（支えて）いない？

無理のある支え方

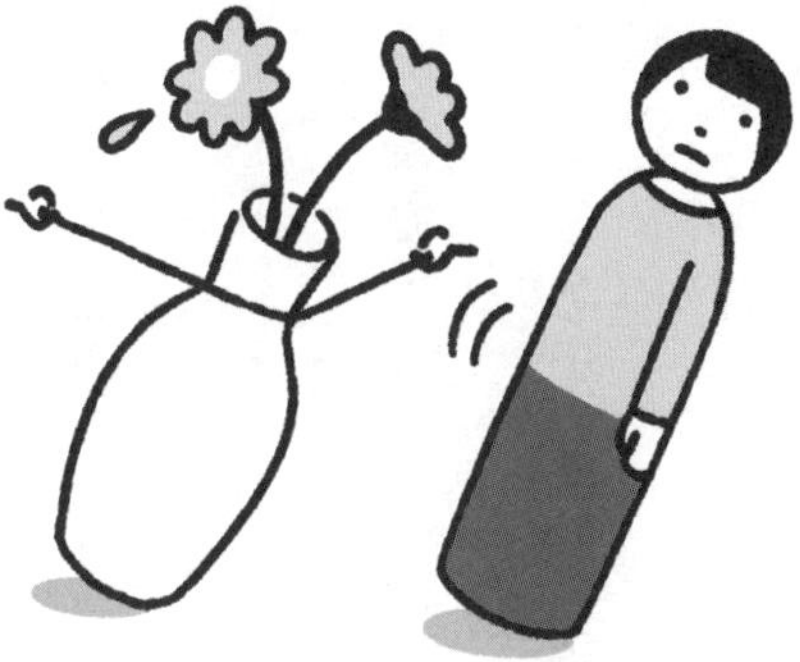

理想の支え方

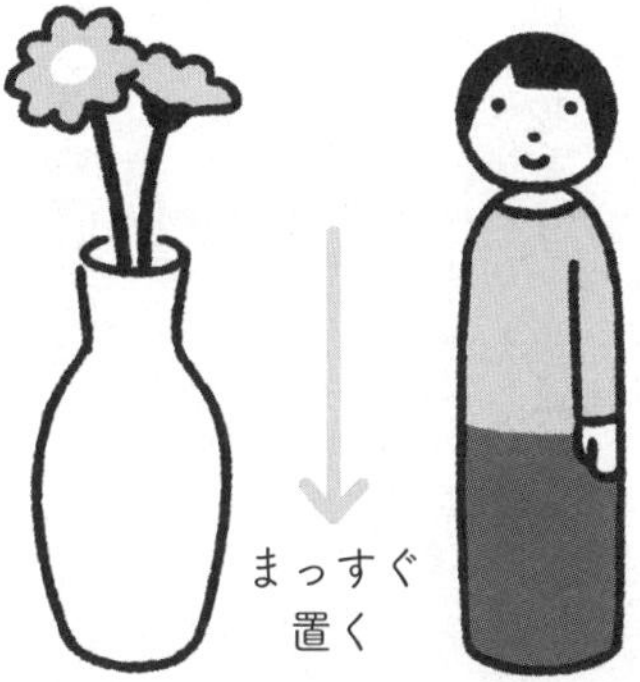

考えるようになり、また、床に体重を預ける感覚が生まれて、力を抜きやすくなります。つまり、筋肉に負担のかからない理想の体の支え方にできるのです。

「自分の体を床に置く」と意図することは、70ページの「体の前側の秘密のつえに体重を乗せる」、73ページの「腹筋と首の筋肉からよけいな力を抜く」こととともに、これまでまったく意識されてこなかったことといえるでしょう。

こうした意図がなかったから、単に姿勢の形をよくしても、こりや痛みの問題が解決されなかったり、いい姿勢をラクに継続できなかったりしたのだと思います。

これは体の支え方におけるとても有効な技術で、私は「プレイシング」と呼んでいます（「置く= place」）。

このプレイシングを、静止時だけでなく、動作時も意図することで、ふっと力が抜けてパフォーマンスがよい結果に変わってきます。動作中も体を支えているわけですから。

たかが「意図」ですが、意図の力はすごい威力を発揮するのです。

幼児のような自由なバランス感覚を身につけよう

もし、あなたの家族や親せきなど、身近なところに一～三歳くらいの幼児がいる場合は、ぜひその動きを観察してみてください。幼児の体の使い方はとてもすばらしいお手本になります。

自然と姿勢がよくなる体の使い方

幼児は、筋力や姿勢のコントロールがそれほど発達していないため、転倒しないように、体のバランスをとろうとします。特に、腕を動かしたり、座ったり立ったりするときは、足の裏に体を乗せ続けようとしているように見えます。

また、頭が適切な位置にないと全体のバランスが崩れやすいことを感覚的にわかっていて、**頭を高い位置に置いて、首の骨、つまり背骨に頭を乗せ続けているように見えます。骨盤も、お尻を後ろに突き出すようにして、しっかり立たせています。**

全体的に姿勢はきれいです。立っているときはもちろん、座って遊んでいるときも背すじが自然に伸びています。

このように、幼児は無自覚ながらも、体の骨をうまく使って、最小限の筋収縮で姿勢を保っています。とても効率的な体の使い方をしているのです。

しかし成長するにつれ、長時間机に座って勉強をしたり、大人になればデスクワークでパソコンなどに向かってずっと同じ姿勢をとり続けたり、長時間同じ動作を続けることを強《し》いられます。このような背景も、体に不必要な緊張や痛みを生じさせてしまう大きな原因のひとつでしょう。

ただ、ここで改めてお伝えしたいのは、**大人になってからでも理性、つまり意識の力で体の動きをコントロールするのは可能だ**ということです。

実際、私も、幼児の体の使い方をひとつの手本として、「幼児だったらこうやっているのでは」と意識して体を動かすことがよくあります。

あなたのそばに幼児がいたら、その姿勢や動作を観察し、自分の体の使い方に取り込んでいきましょう。

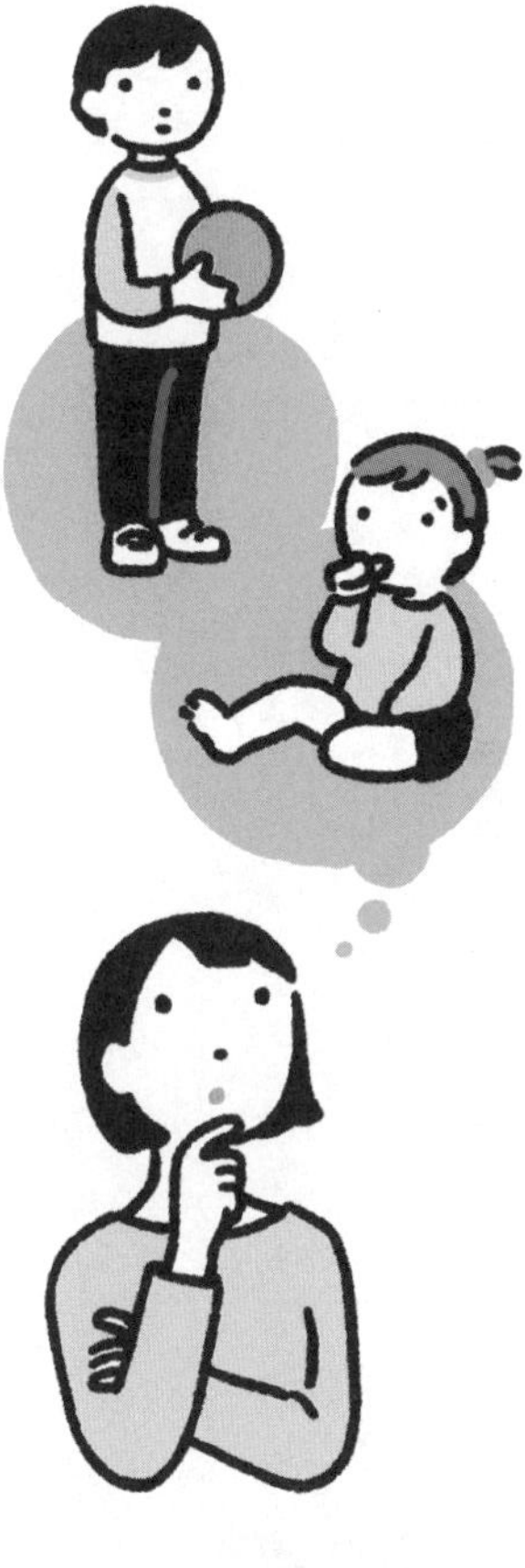

COLUMN

いくつになっても若く魅力的な人の秘密は「頭」の位置にある！

◆出会った教師は皆、年齢不詳

私は、アレクサンダー・テクニークの指導者になるにあたって、十数名の外国人教師からさまざまな教えを受けました。

先生方を見てきてわかったこと、それは、**年齢を重ねても「頭」を上げていれば若く見えるし、元気でいられる**ということです。

先にも書きましたが、アレクサンダー・テクニークは、一〇〇年以上前から続く身体技術です。そのため、高年齢の教師も多いのですが、彼らは総じて実年齢より若く見え、何より非常にパワフルです。

その中の一人、スコットランドの女性教師は、毎年一定期間来日し、アレクサンダー・テクニークを指導してくれました。

彼女の年齢は七十代後半なので、顔にはそれなりにしわがあり、髪も白いですが、かなり若く見えました。

その理由のひとつに、姿勢の美しさがあります。骨盤はしっかり立ち、背すじは伸びています。頭は少しも前に出ておらず、首も長く見えます。まさに、アレクサンダー・テクニークの技術が、その体で表現されているのです。

彼女のすごさは、ハードワークを容易にこなすタフさにも表われています。

年齢を考えると、来日すること自体が大変なことだと思うのですが、約二週間の滞在期間中、毎日七～八時間のレッスンやワークショップをこなします。

その間、彼女はほとんど立ちっぱなしで話し続けます。レッスンが終わったあともスタッフと笑顔で会話を楽しむなど、疲れた様子を一切見せません。とても七十代後半とは思えない元気さです。

これまで私が指導を受けた教師のほとんどが五十代以上でしたが、どの先生も、いい意味で年齢不詳でした。

◆若さの秘訣は「頭の位置」！

こうした先生方を見て思ったことは、**加齢とともに背骨が曲がるわけではない**ということです。

私は、一般的な高齢者の印象から、ある程度の年齢になれば、背骨は曲がり、背中は丸くなると思っていました。

しかし、今は、多くの人は「頭を上げよう」と意識しなかったために、頭の位置を下げる状態を容認し、結果的に背骨の曲がった状態になってしまったのだろう、と理解しています。

つまり、**頭を上げる意識さえあれば、背骨は曲がらない**ということです。背骨が曲がるかどうかは、年齢ではなく、意識によるものなのだと……。

頭を上げる意識を持てば、本来的な背筋の働きをうながすことができ、美しい姿勢

を維持できるようになるのです。

ほとんどの人が「頭を上げる（頭の位置を高くする）」ことを意識したことはなかったかもしれませんが、これひとつを実践するだけでも、**周囲の人から「若い」と思われることでしょう。姿勢もよく、首も長く、声も響きやすくなるからです。**

加えて、**この意識は、体によけいな負担をかけにくくするものなので、スタミナや健康面にも確実にプラスに働きます。**

アレクサンダー・テクニーク教師は、間違いなく「頭を上に」しています。それが、身体技術として真っ先に学ぶことですし、もっとも大事な指示のひとつだからです。

ここに、アレクサンダー・テクニーク実践者と、そうでない人の大きな違いがあるのです。

今後はぜひ、自分の「頭」に注意を向け、もっとも高い位置にあるようにしてみてください。

3章

パフォーマンスが変わる「動作」のコツ

声が、呼吸が、体が……
生まれ変わったような爽快感！

呼吸を意識すると、心も体も自然にととのう

新鮮な空気を体のすみずみに届ける呼吸の仕方

呼吸は私たちが特別意識しなくても行なわれるものです。そのため、多くの人はあまり呼吸を意識していません。しかし、その結果、「浅い呼吸」をしていてもまったく気づかず、放置してそのまま続けています。

浅い呼吸でも生活し続けられますが、デメリットがあります。首や肩のこり、疲労感、注意散漫、眠気などの問題が起こりやすく、心理面においても焦りやすくなるなど、気持ちにも余裕がなくなります。

この機会に自分の呼吸の仕方に気づくようにしてみてください。息を十分にはく「ラクで深い呼吸」をしていきます。**意識的にラクで深い呼吸ができることは、心理面を落ち着かせるメンタルトレーニングにもなります。**

よく緊張をほぐそうとして深呼吸をする人がいますが、そのときに腹筋に力が入ってしまっているとラクな呼吸にはなりません。

呼吸と腹筋は密接な結びつきがあることはすでに説明しました。つまり、「体の支えすぎ」の状態で腹筋を過剰に収縮させたままでは、直接的に呼吸が影響を受けることになるのです。

「ラクで深い呼吸」に大切なのも、プレイシング（77ページ）です。**呼吸の質も「体の支え方」次第なのです。**

多くの人は、呼吸と体の支え方をセットで考えないため、なかなかラクで深い呼吸にならないのです。プロの音楽家ですら、これに気づいていないことが少なくありません。

呼吸のリーディングエッジは「空気と息」

人によっては呼吸をするとき、「お腹に空気を入れよう」「胸で大きく息を吸おう」と意識しているかもしれません。しかし、そのやり方では、呼吸時に「筋肉を使おうとする感覚」となり、胸や背中に過剰な筋収縮を招くことになります。

特に、歌唱や管楽器演奏をする人が陥りやすいのですが、お腹に力を入れて「腹筋を使って呼吸をしよう」と意識すると、よけいに力が入ってしまって「ラクな呼吸」ではなくなってしまいます。

では、どうすればいいかというと、「鼻や口から息をはき、吸う」ように意図するのです。「なんだ、当たり前じゃないか」という声が聞こえてきそうですが、ここでもこの当たり前のことを改めて意識するのです。

これは60ページで紹介しているリーディングエッジ（自分がやろうとしている動きを導く先端を決め、その先端を動かすこと）の応用になります。

リーディングエッジ（導く先端）は体の部位でなくてもよく、呼吸におけるリーディングエッジは「空気・息」になります。つまり、「空気・息」を「動かすもの」と考えるのです。

「鼻や口から息をはき、吸う」とシンプルに考えることで、「ラクな呼吸」がしやすくなります。

では、「深い呼吸」はどうするか。

深呼吸をするとき、ほとんどの人が「たくさん息を吸おう」とします。しかし、逆なのです。**呼吸は「息をはくこと」が大事です。**多くの人は腹筋を過剰収縮させて、はく息を途中で止めてしまっているからです。

肺に息が残っていたら、その分、新しい空気を入れられません。適切に息をはけば、その分、新鮮な空気をラクに吸えるようになるわけです。

それを実現するのが「ため息」です。

ため息はネガティブにとらえられやすいですが、決してそうではありません。「息を適切にはかず、息をためている」ことがネガティブなことであり、そこから脱却する手段である「ため息」はむしろポジティブな行為です。

意外かもしれませんが、「ため息」がうまくできない人もいます。その場合は**実際に「はぁー」や「ふぅー」とため息の声を出してみてください。**そのようにしてため息の感覚をつかめたら、無音で行ないます。そうしないと、まわりの人を心配させてしまいますからね。

ときどき、激しい運動をしたわけでもないのに、肩が上下するような呼吸をしている人がいますが、これは浅い呼吸であまり息をはかずに「たくさん吸おう」としているか、吸うことを急いでいるかの二つの理由が考えられます。

このような呼吸になっているときは、胸や背中、首にある呼吸筋が過剰に収縮して胸郭を必要以上に上げることになるため、背中のはりや首のこりにつながります。

背中のはりや首のこりに気づいたら、ため息を出すことを意識してください。

「いい声」は骨をうまく立てればラクに出せる

「声が小さい」「声が聞き取りづらいといわれる」「緊張すると声がうわずる」など、自分の声や話し方にコンプレックスを持っている人もいるでしょう。

そのような人も**骨をうまく立てて有利な姿勢で体を支えることで、声が響くようになったり、軽々と発声できたり、高い音や低い音も出しやすくなったりします。**

「腹から声を出そう」とするのは実は逆効果

ボイストレーニングなどでは、「腹から声を出しなさい」と指導するケースがあります。そのため、懸命にお腹に力を入れて声を出そうとする人がいますが、これでは腹筋をより強く収縮させることになり、逆に発声の質が下がってしまうでしょう。

シンプルに声を出そうとすれば、腹筋などの筋肉が勝手に働き、肋骨が勝手に動いてくれて、声を出すことができるのです。

「お腹に力を入れよう」と意識しなくてもいいのです。

むしろ、「勝手には起こらないこと」を意識すべきです。

それは姿勢、つまり体の支え方です。

発声するときは腹筋が収縮するのですが、この腹筋収縮の引っぱる力によって、背骨や骨盤が不必要に動いてしまいやすいのです。

そのように動いてしまうと、体軸の骨が立っていない状態になり、頭が下がって前に突出したり、骨盤が前にスライドしてお腹がぽっこり出る形になったりします。

こうなると、体軸の骨の支えが借りられず、その分、筋収縮が過剰になり、さらに発声の機能が制限されてしまうのです。明らかに不利な状態です。

この腹筋の引っぱりに対し、しっかりと拮抗しましょう。そのために、有利な姿勢を維持し、プレイシングして声を出すようにします。

頭を高い位置に保つようにすれば、頭が下がってしまうのを支えられます。お尻を適度に後ろに位置づけようとすれば、骨盤を立たせ続けられます。

そのうえで、**足裏に体重を預け、「秘密のつえ」に乗せるイメージでプレイシングして、声を出してみてください。自分でも驚くほど声が響くようになるでしょう。**

人と話すときをはじめ、人前でプレゼンテーションやスピーチ、歌唱をするときに効果があります。

さらに心理面の意識としては、**「出したい声を出そう」あるいは「これを人に伝えたい」という意図を持つとさらに効果的**です。

これは、60ページで紹介したリーディングエッジをさらに応用した考えになります。リーディングエッジは、「目的行為を導く先端を動かす意識」なのですが、**要は「目的を実現しようとする」こと**なのです。ですから、発声する目的（動作の根元）をとらえ、それを実現しようとすればよいのです。

発声の目的は「空気を特定の音で響かせる」ことであり、もっといえば、「相手に何かを伝える」こと。その目的を先端ととらえ、導くようにするのです。それが具体的には「出したい声を出す」「これを伝えたい」という意図を持つべき理由です。

すると、声帯をはじめ発声に関係するあらゆる機能は、それを具現化する（よく通るクリアな声を出す）ために勝手に働いてくれるのです。

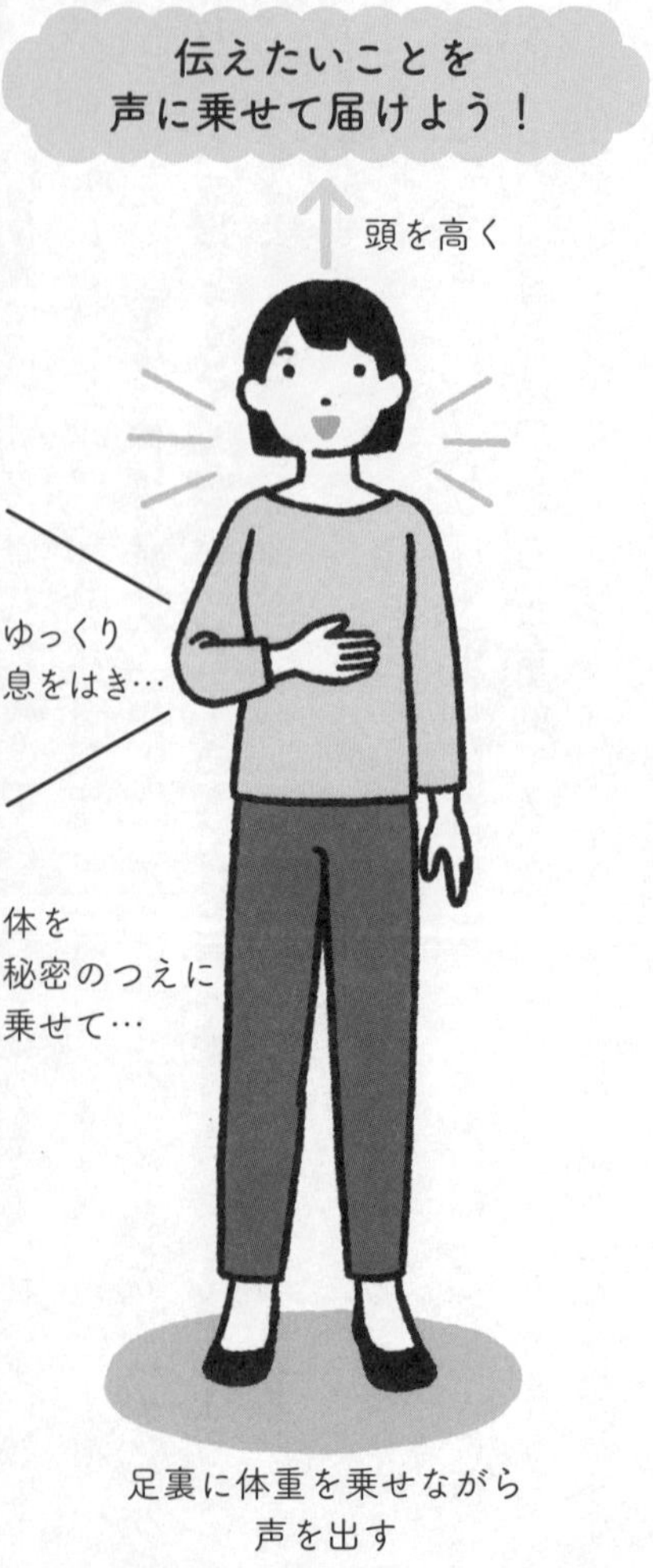
伝えたいことを
声に乗せて届けよう！
頭を高く
ゆっくり
息をはき…
体を
秘密のつえに
乗せて…
足裏に体重を乗せながら
声を出す

人前で話すときに息苦しくなること、ありませんか？

重いものを持つときや椅子から立ち上がるとき、**息を止めて力む**ことがありますが、この反応には「バルサルバ操作」という名称がつけられています。

息を止めて力むことで、胸とお腹の空間の内圧を高めて、体の前側に背骨とは別の支えをつくることができ、背筋の働きを助けることができるのです。つまり、バルサルバ操作によって、より強固に体を支えられるようになります。だから重いものを持ち上げる手段になるわけです。

しかし、バルサルバ操作はメリットがある一方で、この反応を定着させると発声に悪影響を生じさせるものでもあり、要注意です。

発声に影響する「バルサルバ操作」

本来、声を出すとき、声帯のあるのどは解放された状態が理想です。

ところが、何かをするときに息を止めて力むのがクセになっていると、声を出すときも腹筋の収縮とともにのどを閉じようとしてしまうのです。

つまり、のどを半分閉じながら発声していることになり、つまったような声になったり、しゃがれた声になったりします。

また、のどを閉じているときは呼吸を停止させている状態なので、話をするときに、ひっかかるような話し方になったり、話していて息苦しくなったりもします。

最悪の場合、発声できなくなってしまうこともあり、専門家の中には、「これが吃《きつ》音《おん》のプロセスのひとつなのではないか」という人もいます。

いずれにせよ、バルサルバ操作は発声時には悪影響しかありません。

バルサルバ操作は、あくまで、重いものを持つときなどに「一時的に使える便利な体の支え方の手段」に過ぎないと心しておいてください。

そして、よい声を維持してラクに発声するために、日常生活においてものどを閉じないように、ため息を出して腹筋の収縮をできるだけ抑えましょう。

話すときに、呼吸を止めている自分に気づいたら、その「ためていた息をはく」のが効果的です。

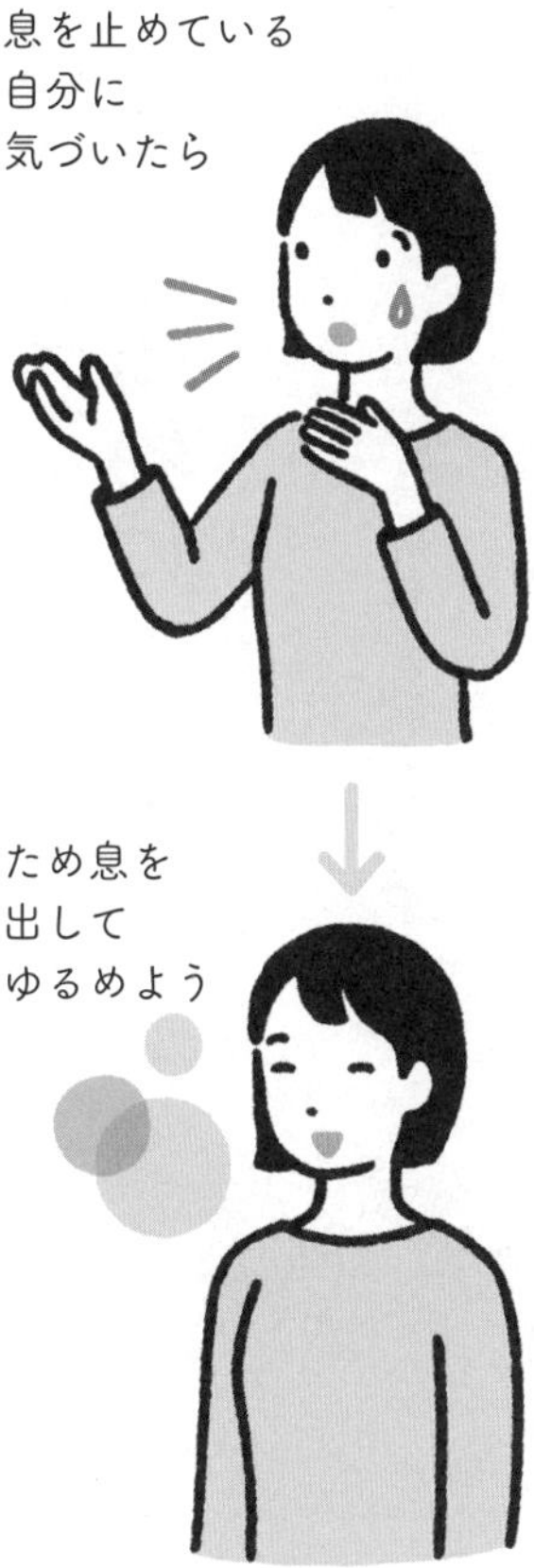
息を止めている
自分に
気づいたら
ため息を
出して
ゆるめよう

体の「止め方」で、動きは劇的によくなる

よけいな力が抜けて、体が軽くなる

私たちが動作をするときは、「体を動かすこと」に注意を向けているでしょう。

しかし、**体によけいな力が入ってしまう原因は、どちらかというと「動かし方」ではなく、「止め方」のほうにあったりします。**

ときどきは、体を動かすことに加えて、体の「止め方」にも注意を向けましょう。よけいな力を抜きやすくなります。

古代ギリシャの哲学者アリストテレスは、『動物運動論』（島崎三郎訳、岩波書店）の中で次のように述べています。

「動物体の一部は動き、一部は静止していなければならず、この動く部分は静止した部分に支えられながら動く」

私も、**体の「動かし方」というよりも「体の止め方」を意識するようになってから体の使い方が劇的に変わり、より体をラクに軽く動かせるようになっていきました。**

よく、野球のピッチャーがボールを投げるときに「足を使え」といわれたり、ダンサーであれば「床を踏んで動くことが大事」といわれたりします。

アスリートやパフォーマーの場合、こうした抽象的な表現で「体を止める」という視点も含んで動作をしているのでしょう。

私たちも**「体を止めること」**に目を向けましょう。

具体的には、**立っているときに足裏をしっかり止めること**です。たとえば腕を動かすときは、「足裏が止まっている状態で腕を動かす」と意図します。プレイシングで

「体を置く」と考え（77ページ参照）、足裏に体重をしっかり乗せて、腹筋と首の筋肉によけいな力が入らないようにします。

「活動中にそんなことを意識するのは難しい」と思うかもしれませんが、アレクサンダー・テクニークは「意識の技術」。はじめのうちは難しいかもしれませんが、実践していくことで自然と意識できるようになります。

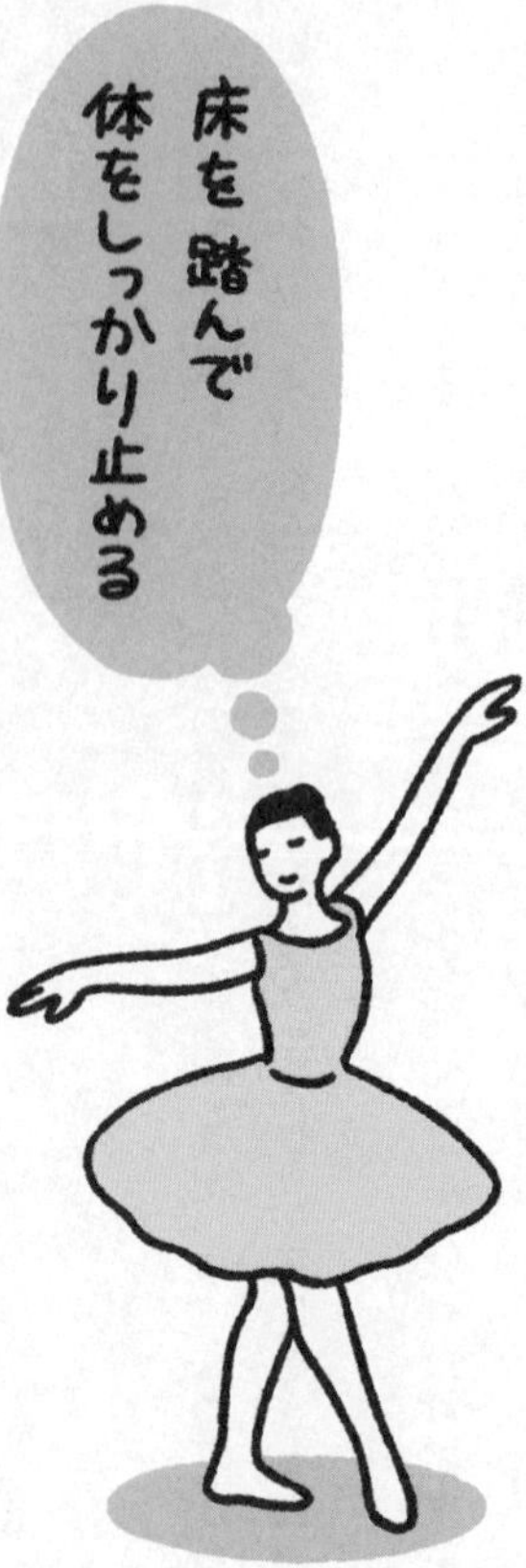

一週間で変化を実感！「ゆっくり動き、ゆっくり話す」効果

驚くほど体がラクになる、気持ちが落ち着く

腹筋と首の筋肉を過剰収縮させないようにするためには、自分の動きの速さにも注目してください。**ゆっくり動くようにすれば、体によけいな力を入れずにすみます。**

多くの人が、自分の動作の速さが肩こりや腰痛の原因になるとは思っていないようですが、大いに「関係あり」です。

パソコンのキーボードを打つ、文章を書く、皿を洗う、掃除機をかける……。私たちは反復動作をしていると、いつのまにか動きが速くなります。

現代の経済活動では「速く動く＝生産性が高い」とされがちなので、無意識に動作

を速めてしまう人もいるでしょう。ただ、速い動作がクセになってしまうと、よけいな力が入ったままになり、その状態が体に定着してしまいます。

急がなければならないときもあるので、「常にゆっくりでなければならない」とはいいませんが、動作が速くなることで、体によけいな力が入って負担がかかるというデメリットがあることを知ってほしいのです。

ポイントは、少しゆっくり動くようにすることです。私たちは、どう動くかを変えられるのと同じように、「どの速さで動くか」も選択できるのです。

可能であれば一週間、ゆっくり生活することを意識してみてください。**朝の支度をゆっくり行ない、通勤のときはゆっくり歩き、仕事のすすめ方もゆっくりなものにし、会話をするときもゆっくり話すのです。**

実践してみると意外と難しいと感じるかもしれません。ついつい、速くなってしまう傾向に気づく人も多いでしょう。ただ、続けていけば、**おそらく一週間後には、体がラクになっていると感じるでしょう。気持ちもだいぶ落ち着いていると思います。**

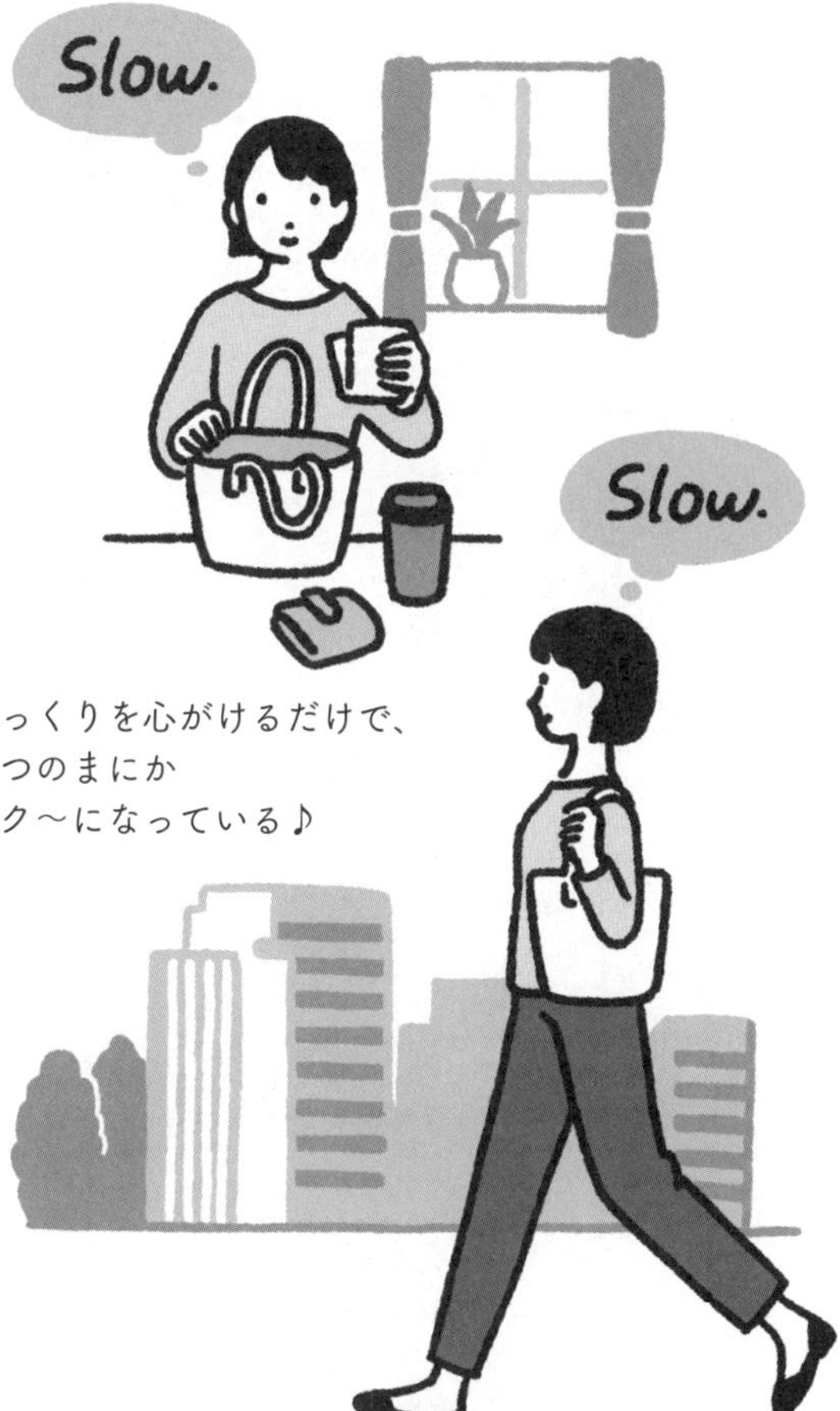
Slow.
Slow.
ゆっくりを心がけるだけで、
いつのまにか
ラク～になっている♪

自分の体を意識するほど集中力は高まる！

この本では「よけいな力を抜く方法」を述べていますが、そのすべてで共通していえることは、少なくとも二つ以上のことに注意を向けていく、ということです。

なんらかの動作をしながら自分の体の使い方に気づく、あるいは、自分の体の使い方を意識しながら仕事や日常生活をしていく。これは、行なっている作業や行動と、自分の体の使い方、の二つに注意をうながしています。

私自身、この文章を書きながらも、自分の体の使い方にときどき配慮しています。

「目の前のことだけ」に集中、では限界がある

「自分がどのように体を使っているかを意識しながら何かをすると、逆に注意散漫に

なって集中できなくなるのでは？」と思った人もいることでしょう。
そんなことはありません。むしろ私は、自分の体に見向きもしなかった会社員時代より、自分の体の使い方を意識するようになってからのほうがはるかに集中できています。今まで気がつかなかったことにも気がつくようになり、周囲のことに適切に配慮できるようになりました。

体の使い方は、あなたの仕事と無関係ではなく、直結しています。なぜなら、私たちは、間違いなく自分の体を使ってその活動をしているからです。

私の提案する意識の向け方は、あなたの活動パフォーマンスに関係する要素（作業や活動、そして自分の体）すべてに意識を向けるものとなるのです。

逆にいえば、**作業や活動のことだけを考える集中の仕方は、注意を向ける範囲を狭めています。**私たちが注意できるキャパシティは、想像以上に大きいのです。

自分の体の使い方を意識しながら活動することを、「新しい集中の仕方」ととらえて実践してみてください。

筋トレに要注意！ よい姿勢や動きの逆効果になることも

これからは「筋トレ」とともに「脱力トレーニング」も

「筋トレをすると筋力がつき、姿勢や動作がよりよいものになる」と思っている人は少なくないようです。これは「筋力が弱いために筋肉を使えていないので、筋力を増やせば筋肉を使えるようになる」という考えにもとづいているのだと思いますが、私はこの考え方に疑問を持っています。

筋肉は、一部を除いて脳からの指示で働きます。**活動するときに、その筋肉が使えるかどうかは「脳の働き次第」なのです。**

つまり、筋トレをして筋力をつけても、筋トレ以外の活動時に「その筋肉を用いる脳の働き」がなければ、その筋肉は用いられません。

脳の働きが変わっていなければ、鍛えた筋肉は宝の持ち腐れになり得るということです。

筋トレをすることで姿勢がよくなるケースもありますが、これは筋力がついたからではなく、その筋肉を使う脳の働きがなんらかの理由でつくられたからでしょう。

一方で、筋トレによって体に過剰な筋収縮を加えやすくなる場合があります。

筋トレによって筋肉を収縮させる感覚をたくさん得ることになり、これが「筋肉を使おうとする感覚」をうながしてしまうのです。

「筋肉を使おうとする感覚」があると、姿勢や動作に必要以上の筋収縮を加えやすいことは説明しました。

このため、「ただ座っている」だけでも力が入りやすくなったり、それ以外でも何かの動作時に常に強い筋収縮を加えやすくなります。

私たちは筋肉のおかげで、大きな力を発揮したり巧妙に動いたりすることができますが、その筋肉の働きは同時に体に負担を与え、機能を制限する可能性もあるのです。筋肉を使うことは諸刃《もろは》の剣と考えましょう。

多くの人が腰痛や首こりのような過剰な筋収縮によるさまざまなトラブルを生じさせていますが、こうした問題の改善にあたっては、「筋力をつける」よりも「よけいな力を抜くこと」のほうが適切でしょう。

私が自分やクライアントの体を見てきて実感したのは、「力を入れるのは簡単だが、力を抜くのは難しい」ということです。

とはいえ、筋トレは、健康増進やパフォーマンス向上に役立つものです。

ですから、筋トレをするのと同時に、よけいな力を抜く「脱力トレーニング」も、日々の生活やパフォーマンスの中で実践しましょう。この脱力トレーニングには、あなたの思考や注意も必要となるので、「脳トレ」にもなるでしょう。

姿勢をよくするのに、お腹に力を入れる必要はありません！

腹筋を過剰収縮させているクライアントに、「なぜ、そんなに腹筋に力を入れようとするんですか？」と聞くと、「丹田《たんでん》に力を入れようと思って」と答える人がいます。この人は、「丹田に力を入れること」を「お腹に力を入れること」と解釈しているのでしょう。

丹田は、中国の道教に由来する「気」の考え方からくるもので、おへその少し下にあり、気が集積するといわれるところです。

丹田は、気が集まるところであって、腹筋とは関係ないわけです。ですから、力を入れるのはやめましょう。むしろ、腹筋はゆるませたほうがいいと考えます。「ゆるめば気が多く集まる」くらいに考えるほうが、効果があるのではないでしょうか。

お腹に力を入れるほど、ねこ背になりやすい!?

上半身の姿勢を美しく見せるために、お腹に力を入れて「締《し》める」人もいます。「気になるお腹を少しでもスリムに」という思いからでしょう。

腹筋に力を入れることによって、その姿勢をより強固にすることもできますが、そこまでしなくても美しい姿勢はつくれます。

スタイルをよく見せたいのなら、腹筋に力を入れるよりも、骨盤を立たせることのほうが効果は大きいでしょう。

腹筋に力を入れる、つまり腹筋を収縮させるということは、「腹筋が胸部を下に引っぱっている」ということであり、これはむしろ、ねこ背に導く力となるわけです。

背筋がこの力に拮抗して同時に収縮しているから、姿勢はねこ背にはなりませんが、姿勢のつくり方としては、体を硬めて疲れる方法となります。

また、周囲の人に「カチッとしていて堅い人だな」と近づきにくい印象を与えてしまうかもしれません。

私のクライアントにもダイエットが目的で腹筋を鍛えている人がいます。なかにはエクササイズ以外のときでも、「常にお腹に力を入れるようにしています」という人もいました。たしかに、このクライアントの腹筋はかなり鍛えられていましたが、そのせいで肩や首のこり、背中のはりも相当なものでした。

お腹に力を入れるようにして腹筋収縮を強めることには、デメリットがあることを知ってください。腹筋を鍛えたいのであれば、あくまでエクササイズとして腹筋運動を行ない、それ以外の日常生活ではゆるめるようにしましょう。

日本の武道や禅では「肚《はら》」といって、下腹部に一定の注意を向ける考えがあります。「肚」を最適な状態にすることで、効果的な姿勢や動作を行なえる、というものです。私は、お腹によけいな力を入れない状態こそ、武道や禅などの熟達者の考える「肚」の理想状態ではないかと考えています。

COLUMN

日常生活の中の「動きの速さ」を見直すだけで、体の負担はここまで減らせる！――よけいな力を入れないコツ、教えます

◆皿洗いの仕方にもクセが出る

私のレッスンでは、普段している皿洗いの仕方をクライアントに再現してもらい、その動作からクセを見抜き、体の使い方を指導することがよくあります。

皿を洗う様子を見てわかることは、腹筋と首の筋肉を過剰に収縮させ、息をつめている人が非常に多いということです。

ここでは、よけいな力を入れずに皿を洗うコツを説明します。これは、ほかの作業をするときにも役立ちます。

まず、頭をもっとも高い位置にあるようにして、軽くあごを引き、皿のほうに顔を向けましょう。首ごと頭が前方に出ないようにしてください。

そして、足裏に体重を乗せ、足裏が床で止まっていることを意識して、スポンジを

動かしていきましょう。この場合はスポンジがリーディングエッジ（60ページ参照）です。

理想的な姿勢は、お尻を少しだけ後ろにし、体重を体の前側にかける状態です。何も考えないでいると、骨盤が前に出て、上体が後ろに反る不利な姿勢になってしまいます。

呼吸も大切です。ため息を出すことをうながし、呼吸時に勝手にお腹が動いているか確認しましょう。**手を動かしながら「ため息」が出せる程度まで、腕の動きの速さを落としましょう。**それが、基準となるあなたの「体のペース」です。

同時に、頭がいつでも動かせる状態になっているかも確認しましょう。

そして、**「腕の重さでひじが下がった感じで、スポンジを動かす」**と意図して洗います。

顔を洗うときも、息をつめ、体全体によけいな力を入れてしまう人が多いようです。洗面台で腰を曲げ、中腰《ちゅうごし》で洗顔しますが、体の重心が前になりすぎていたり、後ろ寄りになっていたりします。

体の倒れる力が強くなれば、腹筋や背筋によけいな力が入り、腰に相応の負担がかかります。

そうならないよう足裏にしっかり体重を乗せましょう。洗顔では、顔や手の動きに注意がいきがちですが、**足裏に注意を向ける**のです。**「足裏感覚」をもっと磨いていきましょう。**

また、手を速く動かしてしまいやすいですが、手を速く動かすと肩まわりの筋肉と腹筋に力が入りやすくなり、息もつめてしまうことになります。それを避けるためにも、ゆっくり手を動かすことが大事です。

✦ゆっくり動けば「自分」に気づける

皿を洗う、顔を洗う、体をふく、歯を磨く、掃除をする、メイクをする——。生活の中には毎日行なうルーティンワークがたくさんあります。

こうしたときにも、自分に気づくトレーニングをしていくことをおすすめします。

「いろいろ意識することが多くて面倒だな」と感じる人は、**動きの速さを見直すだけ**

でも、体の負担を軽減する効果はかなりのものです。

何気なくしている動作を、ただゆっくり行なうだけでも、筋肉の過剰収縮は抑えられるからです。

私たちは、**「ゆっくり動作を行なうこと」を、もっと大切にすべきです。**

必要であれば、もちろん急いでもいいのですが、「動きの速さを選択することができる」ことを忘れないでほしいのです。

スピード重視の現代社会とは違うやり方を試して、今までと違う「自分の体」に気づいてください。

ちなみに、私は以前、皿洗いが好きではありませんでした。単調な行為と感じましたし、皿を洗っていると、なぜか頭痛になりやすく、イライラしたからです。

今はまったくそんなことはありません。**皿洗いの時間は、「自分の体に気づけるひととき」**になっています。

4章

いつでもどこでも意識するだけ！

痛みやこりと無縁になる「体の使い方」

いつもの自分は どんな姿勢でどう動いている？

ここでは、基本的な姿勢に加えて、日常生活における有利な体の使い方を具体的に述べていきます。

「歩く」「座る」「スマホを見る」「パソコン作業をする」ときなどに、自分の姿勢や体の使い方を意識したことはないかもしれませんが、改めて気づくようにしてみてください。これによって、自分のクセに気づけますし、それを是正《ぜせい》することで体はさらにラクになり、パフォーマンスも高められます。

自分のクセに気づくためのトレーニングは、オフの時間から始めるのが最適です。慣れてくれば、商談やプレゼンの最中など、人前でプレッシャーがかかる場面でも実践できますが、こうしたときは心に余裕がないことが多いものです。

普段歩いているときや自宅にいるときなど、誰に気兼ねすることなく自分のためだけに時間を使えるときのほうが始めやすいでしょう。

日常生活の中で「気づく訓練」をしていると、どんなタイミングでも自分の体の使い方に気づけるようになり、その対処も瞬時にできるようになります。

ここでひとつ指摘しておきたいことがあります。

「有利な体の使い方をしばらく続けていれば、そのうち意識しなくても常にベストな状態でいられるようになる」わけではありません。

なぜなら、意識しないでいると（=脳の自動化プログラムに任せてしまうと）、以前の状態に戻ってしまう可能性が高いからです。

「自分の体の状態に気づくこと」を習慣にしてください。

「いつのまにか気づいてしまう」状態になれれば理想的です。

これが私たちの持つ「気づく力」なのです。

負担のかからない歩き方は見た目も美しい

歩くときは、この「イメージ」が大事

歩く動作は、やり方次第で、体への負担を減らせることに加え、周囲に与える印象もよいものにできる、トレーニングのしがいがある基本動作です。

歩くときに意図してほしいのは、「体全体を前方に運ぶ」、または「頭と胴体を前方に運ぶ」ことです。この当たり前ともいえるような意図が役立ちます。

というのは、多くの人は歩くときに「脚を動かそう」としやすいからです。この意識で歩くと、頭や胴体よりも脚が前に出やすくなり、そうなると腰を少し反らして上半身を後傾させることになってしまいます。

（これには「慣性」が影響しています。慣性は、物がそこにとどまろうとする性質・力のことです。電車では、出発時に進行方向とは逆の方向に倒される力を受けますが、これは私たちの「体の慣性」によって起こることです。）

こうした人は、後ろに倒れる力を体に与えてしまうことから、前に進む力を得にくくなります。体も重く感じるはずです。後ろに傾こうとする上半身を支えるために、腹筋など体の前側の筋肉も働かせるため、浅い呼吸になってしまいます。また、頭を支えようとして首の筋肉にもよけいな力が入ります。

また、「よい姿勢で胸を張って歩こう」として、背中を反らすようにした結果、脚を頭や胴体よりも先行させる状態で歩く人がいます。（127ページ図）。これも腹筋や首の筋収縮を過剰にしてしまうでしょう。

くり返しますが、歩く本来の目的は、「頭と胴体を前方に運ぶ」ことです。これをリーディングエッジとして意図していくことで、上半身と脚の連携がうまくとれるようになります。

頭と胴体を前方に運ぶと意図して、脚はそれに応じて適切に動いてくれる、と考えましょう。筋肉も勝手に働いてくれますから、自ら「筋肉を使おう」としなくても大丈夫です。こうすれば、軽やかにラクに歩けるようになります。

また、「頭と胴体を前方に運ぶ」という意図に加えて、「一歩一歩に体の重さを乗せる」と意図して、足裏に注意を向けましょう。プレイシングを継続できるうえに、足裏と床面で生じる「摩擦の力」を有効に使えるようになります。

歩くときに摩擦のことを考える人はほとんどいないと思います。それで問題なく生活できてしまうからですが、実際には摩擦の力があるから私たちは前に進めるのです。しかし、摩擦を使っているという認識がないと、体は筋力だけで前に進もうとしやすいため要注意なのです。

摩擦の力は、筋収縮の力と違って、体のエネルギー消費がかかりません。意識の力で有効に使えるようになります。

他方、片方の足が着地しているとき、その脚の膝を曲げてしまう人がいます。急い

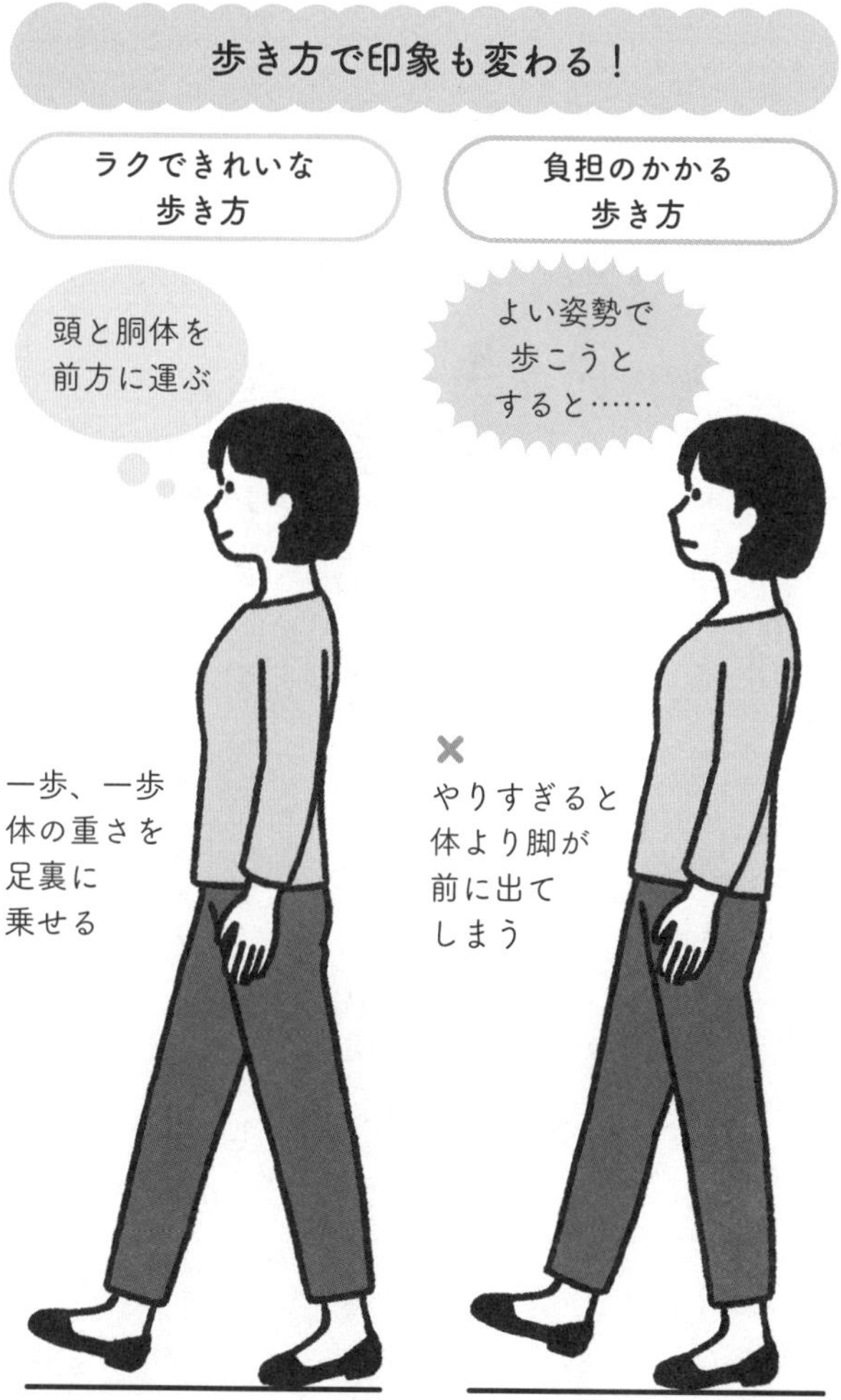
歩き方で印象も変わる！
ラクできれいな
歩き方
負担のかかる
歩き方
頭と胴体を
前方に運ぶ
よい姿勢で
歩こうと
すると……
一歩、一歩
体の重さを
足裏に
乗せる
×
やりすぎると
体より脚が
前に出て
しまう

で歩いたり、歩幅を大きくしたり、ヒールの高い靴で歩く習慣があると、そのようなケースが多くなります（次項で補足します）。また、膝を曲げて衝撃を吸収しようとしている人もいます。

こうした歩き方は、膝や股関節に負担がかかりやすいので、ときどき適度に膝を伸ばすようにしたり、膝を曲げすぎないようにしたりするといいでしょう。

また、歩く速度はいつのまにか速くなりがちなので、あえてゆっくり歩いて体を落ち着かせるようにするのもおすすめです。

ゆっくり歩けば、体に負担をかけない歩き方のコツをつかみやすくなります。

「歩行」は、とても大切な動作なので、ラクに美しく歩くコツをまとめました。

1. 歩き始める前に、有利な姿勢にしましょう。頭をもっとも高い位置にして、骨盤を立てます。足裏に体重を預けるようにしましょう。

2. 「頭と胴体を前方に運ぶ」ことを意図して、それに応じて脚が動くと考えます。

また、「一歩一歩に体重を乗せる」ことも意図します。

3. 歩きながら、ときどき「ふぅー」とため息を出します。その呼吸に合わせて勝手にお腹がふくらんだり、へこんだりするかを確認します。また、頭がいつでも左右に動かせる状態かも確認しましょう。

ポイント!

- 足裏のかかと側から着地していきます。体が後傾していると床にドスッとなるくらい強く着地しやすくなって、よくありません。軽い着地を心がけましょう。
- 速く歩こうとして、体を前傾させてしまいやすいですが、これはよくありません。これは加速をうながしますが、歩く動作は等速運動で、加速の必要はありません。
- 腕を積極的に振ろうとすると、不自然な動きになります。腕はただぶら下げるようにしていれば自然に揺れてきます。それに任せましょう。
- 歩幅を大きくとると、その分、筋力で体を支える必要が増します。ときには、歩幅を狭めてゆっくり歩き、足裏に体重を乗せていく感覚を得るようにしましょう。

ハイヒールで歩くときの筋収縮を解放するコツ

ハイヒールの靴は、本来、ドレスシューズで、短時間の利用のものです。それを普段履きにしてしまったことで、多くの人の体の使い方に悪影響が生じています。

それでも私は「ハイヒーラー」の方を応援します。美しく見せようとする気持ちは大事ですから。そこで、ここではハイヒールを履いたときの体の使い方を説明します。

上半身をラクにする体重のかけ方

ハイヒールを履く人は、フラットな靴を履いている人よりも体重を後ろにかけやすい点に注意してください。

多くの靴は、足指側にいくほど細く、幅も狭くなっているため、足指は両サイドから圧迫されますが、ハイヒールを履いた場合、前に傾斜する度合いが強くなればなるほど、足指側に荷重がかかり、このサイドからの締めつけが強くなります。

このため、ヒールの高い靴を履く人は、無意識にかかと側に体重をかけやすくなります。

基本的には、ややかかと寄りの状態でもかまいません。その状態で、頭を高く位置づけながら、ため息を出して、体の重さを靴のソールを通じて地面に乗せるようにしましょう。ただ、ときどきでいいので足指側にもある程度荷重をかけてみてください。**足指側は少し窮屈になりますが、上半身はラクになります。**

70ページで「秘密のつえ」に体重を乗せるようにする方法を紹介しましたが、ハイヒールを履いて立つときも、体の前側にある体軸に乗せる意図を持ちます。

具体的には、**「①足の甲とスネの交わるところ、②のど下の胸骨上端部、③前頭部を通過する軸」**です。ここに「秘密のつえ」があり、このつえに体重が少しかかるようにします。

さらに、ピンヒールのように、体のバランスを崩しやすい靴を履く場合は、体をしっかり支えようとするために、腹筋と首の筋肉の収縮を過剰にしやすくなります。ため息を出して、呼吸に応じて自然にお腹が動くか、頭をいつでも動かせるかを確認して、腹筋と首の筋肉をできるだけゆるめるようにします。

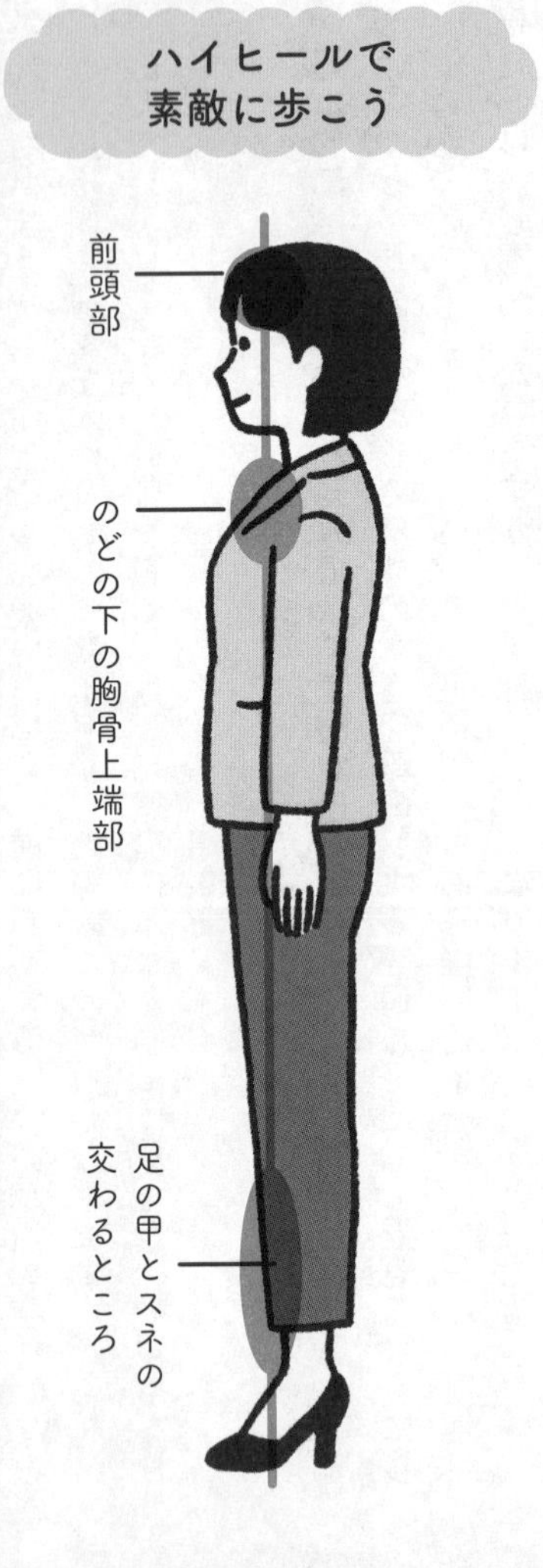
ハイヒールで素敵に歩こう
前頭部
のどの下の胸骨上端部
足の甲とスネの交わるところ

ポイントは「膝を伸ばして」「ゆっくり」歩く

ハイヒールを履いて歩くときは、膝が曲がりやすくなる点にも要注意です。**膝を曲げると脚が長く見える効果が薄れ、凜とした印象に乏しくなり、関節の負担も増えてしまいます。**

歩くときは、気持ちゆっくりめで、歩幅を大きくとらないようにしてください。そのほうが膝を曲げにくくなります。速く颯爽《さっそう》と歩きたいときもあると思いますが、その場合は、膝を過度に曲げないようにしましょう。

靴は、私たちの気分を変えてくれる不思議なギア（道具）ですから、「ハイヒールを履くのをやめたほうがいい」とはいいたくありません。

ただ、フラットな靴を履くときよりも十分に配慮するようにしてください。**体に負担がかかる点は、意識がカバーしてくれます。**

ハイヒールできれいに歩く
ポイントは膝と歩く速度

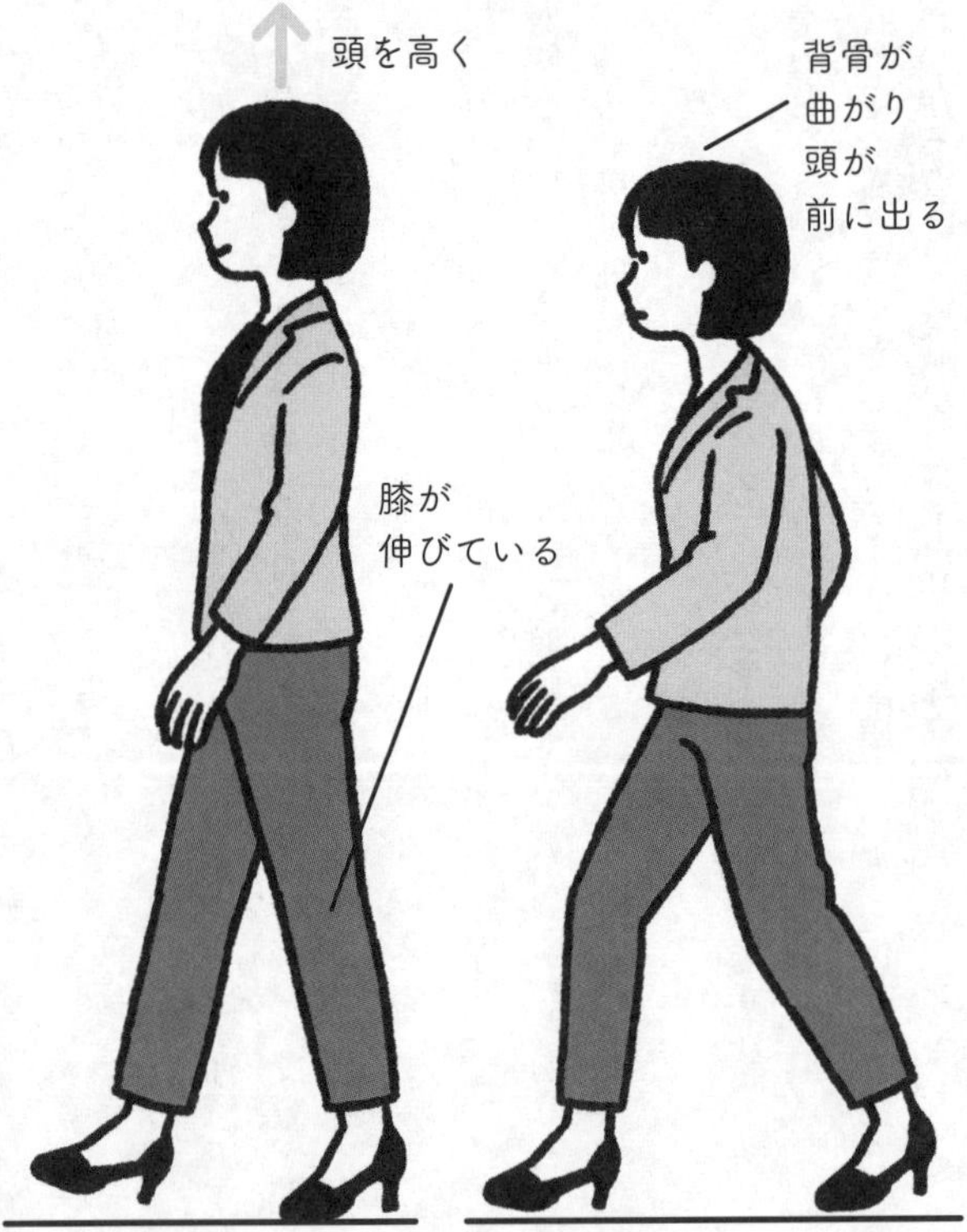

膝を伸ばして歩けば、脚長効果も！

腕はぶら下げ、カバンは「頭で持つ」とイメージする

カバンと一緒に「腕」まで持っていませんか?

重いカバンを持つことで、肩や首のこりを悪化させる人は少なくありません。その原因は、**カバンと一緒に自分の腕を持ってしまう**からです。

カバンに限らず、パソコンの入力作業や、スマホを見るとき、楽器演奏、人と話すときでさえも、私たちは腕を持ってしまう傾向があります。具体的には、腕の一部である肩が上がる形になります。

改めて認識してほしいのは、「腕はぶら下げるもの」ということ。 体軸で腕を吊り下げているというイメージもいいでしょう。

私たちは、「自分の腕を持つ」必要はないのです。

腕や肩をラクにする効果的な方法としておすすめしたいのは、「腕の重さをぶら下げ、その重さを胸骨上端部にかける」ことです。

胸の上部の中心にある胸骨を「腕の重さを預ける場所」とイメージすることで、腕をぶら下げやすくなり、肩まわりの筋収縮を抑えられます。

首、腕、肩、背中の負担が劇的に減る!

カバンを持つとき、腕ではなく、「頭」で持つとイメージするのもおすすめです。

カバンを持った状態で腕をぶら下げた場合、カバンの重さの分だけ下のほうに引っぱられます。この引っぱられる力によって頭が前に出て、背骨が曲がってしまうと、首の筋肉をはじめ、背筋の負担が大きくなり、疲れやすい体になってしまいます。

そこで、心がけたいのは、引っぱられる「頭」をもっとも高い位置に維持しようとすることです。

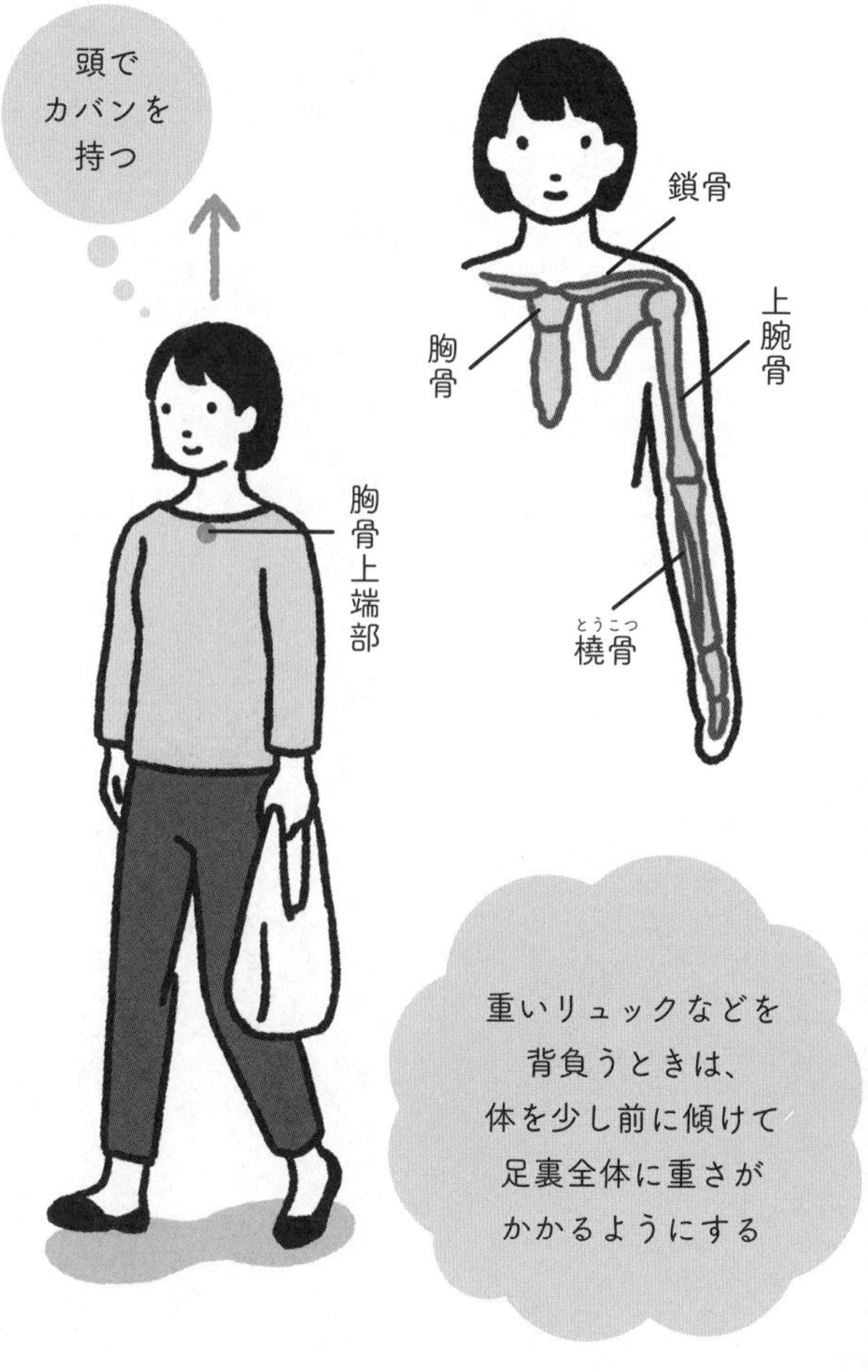
頭で
カバンを
持つ
胸骨上端部
鎖骨
胸骨
上腕骨
橈骨《とうこつ》
重いリュックなどを
背負うときは、
体を少し前に傾けて
足裏全体に重さが
かかるようにする

こうすることで、70ページで紹介した、体の前側にある「秘密のつえ」を、カバンを持つ支えとして利用できるようになります。

この結果、腕をぶら下げる際に、首の横にある筋《すじ》が引っぱられて緊張する感覚を得るかもしれませんが、これはカバンの重さによって筋肉が引っぱられているだけです。筋肉の過剰な収縮とは異なり、あってもよい適度な緊張です。

むしろ、これが腕をぶら下げていて、本来引っぱられている頭を適切に支えているサインになります。

手提《てさ》げカバンであれば、指を曲げてカバンをひっかけるように持ち、持った腕をぶら下げ、頭でそれを支えられるように、頭を高い位置で維持します。

カバンをひじにかけたり、肩にかけたりする場合も同じです。

座りっぱなしの姿勢をラクにするコツ

「お腹を前に」と、体を導くだけで……

椅子の背もたれに体を預けて座るとラクに感じる一方、長時間その姿勢を続けると腰や首に不快さを感じることはないでしょうか。それは、骨盤が立っていない状態（66ページ参照）だからです。

背もたれを使う姿勢をずっと続けてしまうと、この不快な状態から、なかなか抜け出せません。「背もたれを使わないで座る時間」もつくりましょう。

多くの人が、座ったときに骨盤を後傾させやすく、その結果、起こしている体も後方にシフトさせてしまいます。

こうして、起こしている体の重心が、足とお尻で形成する支持基底面の上から外《はず》れると、上半身には後ろに傾く力がかかり、それを上半身の前側の筋肉で支えることになります。背骨も曲がることになり、頭も前に突出しやすくなります。この結果、首と腰に負担がかかります。

座るときも、骨盤を立たせることが大切です。骨盤を立たせることで、背骨も適切な状態にしやすく、70ページで紹介した「秘密のつえ」を使えるようになり、体の負担を軽減できます。

まず、お腹の前面を前に導くようにします。そして、お尻の骨と座面の接面部（坐骨接面部）か、その少し前くらいに、上半身の体重がかかるようにしましょう。これが、座った状態で骨盤を立たせているサインです。これを目安にしてください。

次に、頭の位置が体の前方に突出していないかをチェックします。あごは過度に上がってしまわないように、額《ひたい》を適度に前方に向けます。

背もたれを使わない時間を増やそう

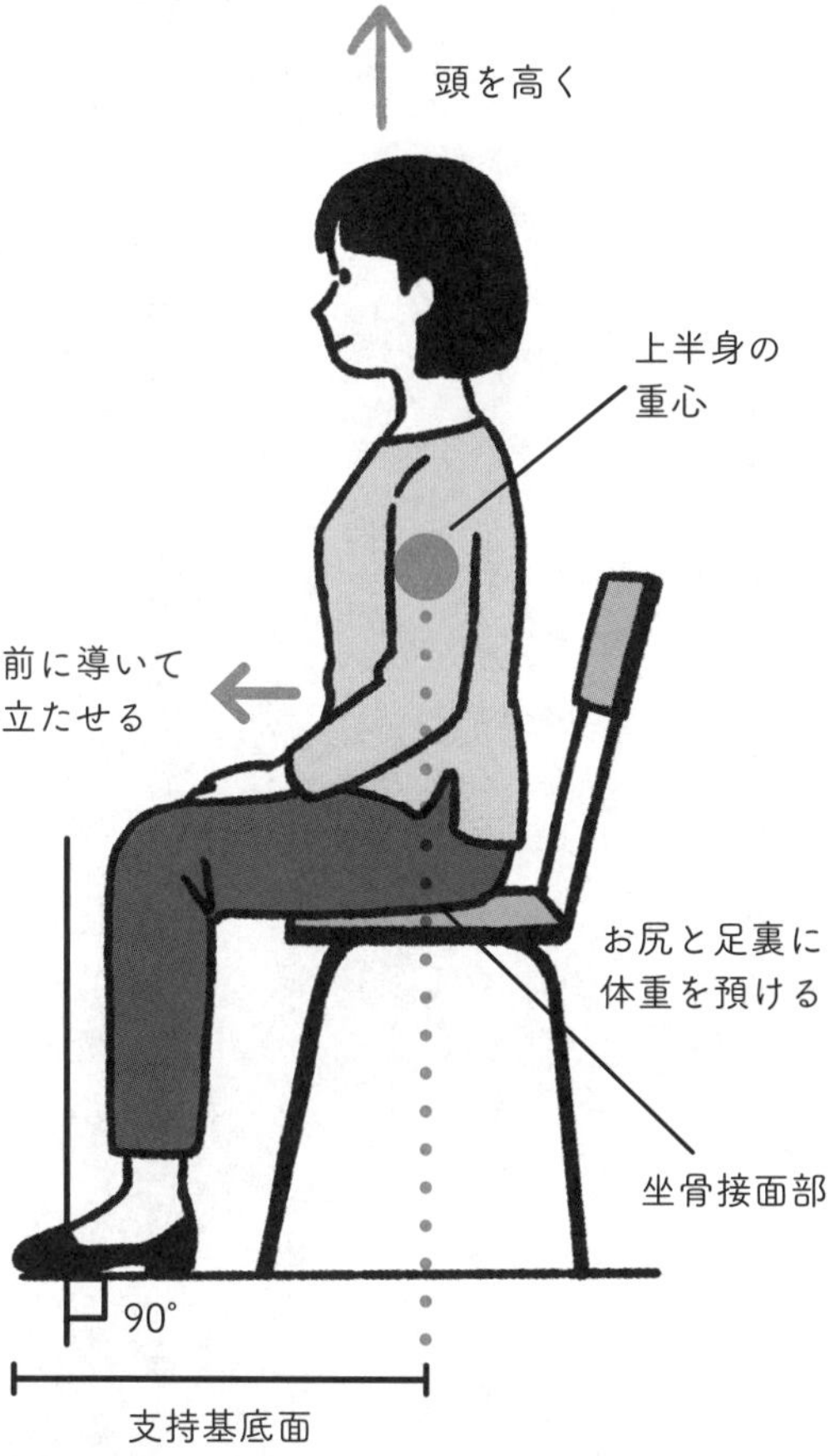
お腹を前に導いて
骨盤を立たせる

そのうえで体の前側の「秘密のつえ」に頭と胴体を乗せ、お腹や首の前側に体重がかかる感覚をうながします。

立つときに体を支えるのは足のみでしたが、**背もたれなしで座るときに体を支えるのは、「お尻」と「両足裏」です。**多くの体重はお尻にかかり、足裏には脚の重さぐらいがかかる感じです。

足裏を考えていないと脚をうまく使えずに、上半身だけで支えることになり、上半身に力が入りやすくなります。

ここまでできたら、ため息を出してください。呼吸に合わせて勝手にお腹の前面がふくらんだり、へこんだりすれば、上手に力が抜けています。

さらに、頭をいつでも動かせるかどうかも確認してください。

ときどきは、実際に頭を左右に動かすようにすると、首の筋肉のよけいな力を抜くことができます。

前のめりに気づこう！　肩のこらないデスクワーク術

椅子の背もたれは使わず、腕は机に「置く」感覚で

パソコンのキーボードを使った入力作業のように、腕や手を動かしていくデスクワークでは、腹筋を強く収縮させ、息をつめてタイピングをしている人が少なくありません。まるで腹筋で指を動かしているようなもので、「体の支えすぎ」になってしまっています。

前項で説明した**「背もたれを使わないで座る」姿勢**を、もう一度読んでみてください。この姿勢で作業を行なうことで、体の負担がずいぶん減ります。

また、パソコンの作業では、体だけでなく腕も支えすぎになりやすくなります。そ

れは作業の間《あいだ》じゅう「腕を持っている」ようなもので、確実に肩こりをもたらします。

腕は机に「置く」ようにしましょう。腕の重さを、手首のあたりを通じて机に乗せるようにして、タイピング作業をしましょう。

こんな「集中の仕方」はNG

パソコン作業時の私たちによくある傾向は、頭や上半身を前に傾ける、つまり前のめりになることです。**作業に集中すればするほど、顔をディスプレイに近づけてしまいます。**

このときは前のめりになった上半身を両腕で支えようとして、体重を机にかける感じで、机に手首を押しつける人は非常に多いのです。

作業していて、手首に圧迫の痕《あと》がついていたらアウトです。これも確実に肩こりをもたらします。

私たち人類にとって、腕は道具を使うように進化してきたため、体を長時間支えるための構造にはなっていません。それなのに机を前に座る状態になると、腕で体を支えてしまいやすいのです。腕で体を支えると、肩まわりに過度な働きを求めることになります。

肩まわりの負担は「腕の重さを机に乗せる」というシンプルな意図で、かなり軽減します。

また、前のめりの姿勢では、頭を前に突き出す体勢になりますが、首の負担が大きくなって「首こり」をもたらします。

「背もたれを使わないで座る」姿勢を思い出してください。前に出すのは「頭」ではなく「お腹」でしたね。頭は上にして、前に突き出すのをやめましょう。

多くの人が、ディスプレイに顔を近づけて「画面の情報を取りにいっている」感覚になりやすいようです。特に、パソコンやスマホの場合は、小さい文字や数字などが多く、ついディスプレイに顔を近づけてしまうのでしょう。こうすることで字にフォーカスしやすくしているのです。

しかし、私たちが何かを見るということは、光を視覚情報として受け取っているということです。つまり、光のほうが私たちの目に向かってきているのです。

ときどき、ふっと我《われ》に返って「見ているものは、光として自分の目のほうに向かってきている」と考えてください。このように現実を再認識することで、前のめりになって「情報を取りにいっている」感覚から抜け出せるようになり、頭を適切な位置にとどめやすくなります。

あえてゆっくり、同時に呼吸を意識する

一般的にタイピング動作は速くなりがちで、それが速くなるほど、腹筋をはじめ、首、肩、前腕から指まで、筋肉の収縮が強くなります。

これは指を速く動かすために、体をしっかりと支えようとするためです。このせいで、肩が上がり、頭は前に出て、息をつめてしまいます。

タイピングを速くできる人でも、あえてスピードを落とし、適正な〝速度感〟を把

ディスプレイとの距離に注意

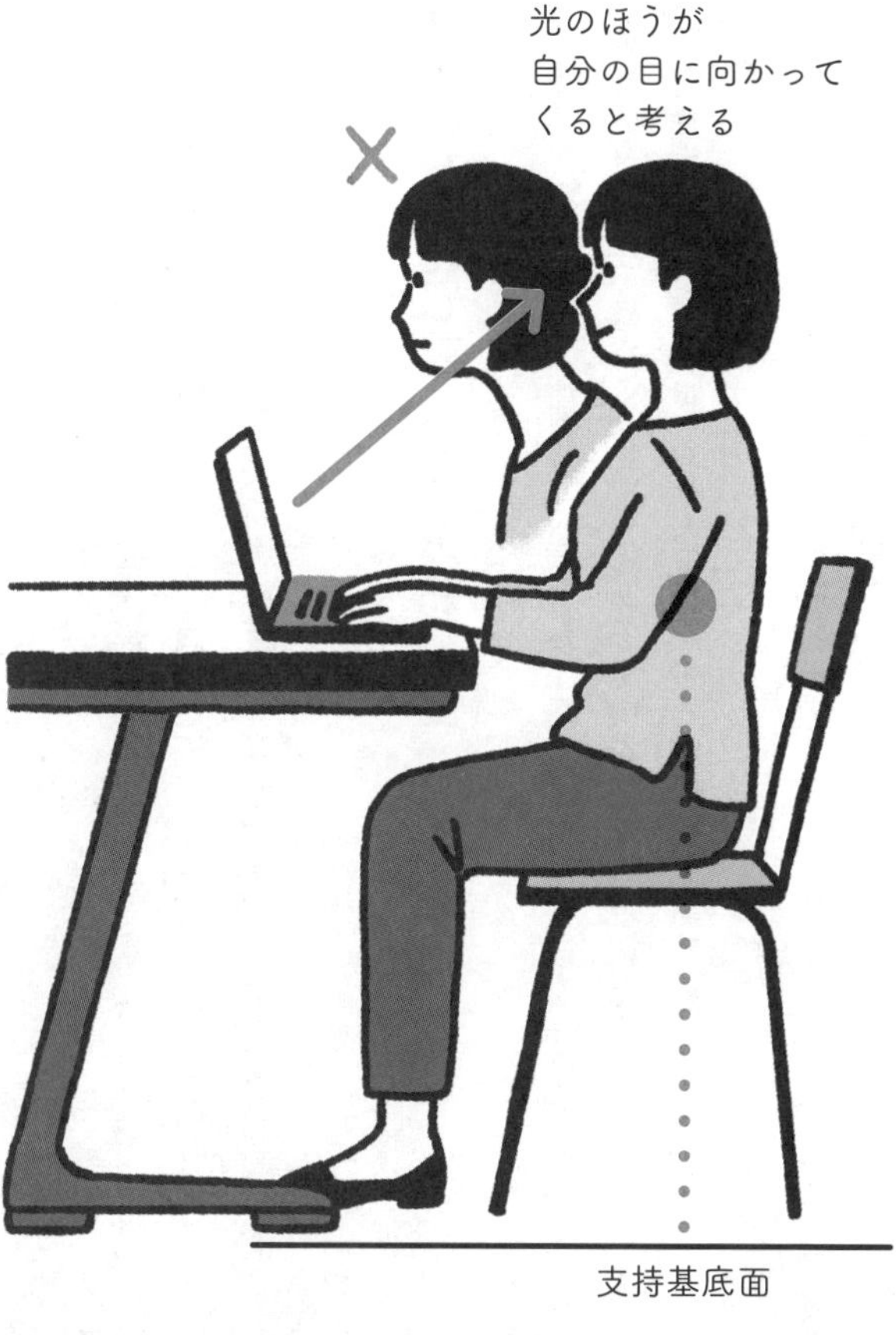
光のほうが
自分の目に向かって
くると考える
×
支持基底面

握するようにしてください。

基準は、タイピングしながら、お腹が勝手に動く「ため息」を出せるかどうかです。作業しながら、ため息を出そうとすると、自然と速度が落ちることになります。逆に速めると、ため息を出しにくくなります。ため息は無音なので、周囲を気にせずに息をはくようにしましょう。

不思議！　体が解放されると発想が豊かになる

何かを書く作業をするときに注意することも、基本的にパソコン作業と同じですが、パソコンのディスプレイではなく机の上にあるものを見ることになるため、顔を下に向けることになりますから、お腹ごと上半身を少し前傾させていくといいでしょう。

そのとき首を大きく前に曲げて顔を下に向けると、首の負担が大きくなるので軽くあごを引くようにして下を見るようにします。

ときどきは、ねこ背のように背中を丸めるのも問題ありません。ずっとねこ背が続くのはよくないですが、ときどきであれば大丈夫です。

背中を丸くすることも、私たちの体でできることのひとつです。

「絶対やってはだめ」と考えず、さまざまな体勢を楽しみましょう。

また、書くときも、ため息を出せるくらいに、ゆっくり書くようにしましょう。

書く動作は、それぞれの人に幼いころからの習慣があるので、書く速度をはじめ、自分のやり方に変化を与えるのは難しいものです。

しかし、ほんの少しでも、体に負担がかからないやり方ができるようになると、仕事のパフォーマンスに変化が現われます。

集中力が高まり、今まで気づかなかったことに気づくようになったり、斬新な発想が生まれたりするなど、クリエイティビティも高まる可能性大です。

座る時間が長くなるほど体には負担がかかる!?

デスクワーク時の首や腰の負担を減らすには

もともと座る姿勢は、首や腰に負担がかかりやすくなるものです。座る時間が長ければ長いほど、体は故障しやすくなるでしょう。

座る時間が長い人は、特定の姿勢を続けるよりも、いくつかのバラエティを持って、それをローテーションさせていくのが理想的です。

おすすめしたい姿勢のひとつが「立ってデスクワークをする」ことです。これによって、首や腰の負担をかなり減らせます。

立ってデスクワークを行なうためには、高さのある机が必要になりますが、私は、このスタイルが「これからはありふれたものになる」と思います。すでに取り入れている企業も増えてきているようです。

私もスタジオでハイカウンターくらいの高さにも調節できる机を使っていますが、非常に快適で、首や腰の不快さから解放されるように感じます。

はじめのうちは脚が疲れますが、不快な感じにはなりません。むしろ、日中に脚を使うようになったことで、夜はよく眠れるようになりました。

COLUMN

背もたれを使いたい、脚組みしたい……推奨されない姿勢で体の負担を減らす法

139ページで、「椅子の背もたれを使わないで座る時間」を増やすことをおすすめしました。とはいえ、「背もたれを使いたい（ちょっとラクをしたい！）」と感じるときもあると思います。

ときどきは、背筋にも休みが必要です。前項でも説明したように、ローテーションが大事です。

ここでは、背もたれを使って座るときのやり方と注意点を説明します。

椅子の「背もたれを使う場合」と「使わない場合」では、体重を預ける部位が変わってきます。

「背もたれを使う場合」に体を預ける部位は、お尻のほかに、背もたれとの接面部となる背中が加わります。一方、体は後ろに倒れている状態となるので、足裏は重要な

支持部位ではなくなります。

これを踏まえて、背もたれを使って座るときは、背もたれとの接面部である「背中」と、坐骨接面部である「お尻から太もも」に体重をしっかり預けるようにしていきましょう。

意外に感じるかもしれませんが、背もたれを使って座っている人でも、背もたれに触れてはいるものの、体重をそこに十分に預けていない人がいます。前方にあるパソコンのディスプレイの情報を取りにいこうとして、腹筋で体を前に引っぱり続けていたりします。

そのほかの注意点は、頭の支え方です。

頭は、肩に対して上方向に持ち上げておくようにしましょう。

「頭の重さが首の前側に少しかかる」感覚を得るように頭を導きます。

このときの感覚は、「いつもよりも頭を少し後ろにしている感じ」になります。

✦脚組みをする

脚組みは、一般的に「体がゆがむので、よくない」といわれますが、**脚組みすることで気分を変えられたり、落ち着きやすくなったりしますよね。私は「脚組みもOK」だと思っていて、ローテーションに加えています。**

ただし、次の点に注意しましょう。

まず、**毎回同じほうの脚を上にして組むのは避けてください。**左右非対称の状態が継続すると骨盤や背骨のゆがみにつながりやすくなります。
やりやすいほうとやりにくいほうがあるときは、たとえば右脚を上にするのがやりやすいのであれば、ときどきは、左脚を上にして脚組みしましょう。

また、脚組みでは、骨盤が後傾しやすく、その状態を長時間続けると首や腰に負担がかかります。そこで、ときどきは、**脚組みをするときに、骨盤を立てるようにする**のもいいでしょう（66ページ参照）。

具体的には、脚を組んだ状態で、お腹を前に導くようにします。
さらに、頭を高く位置づけるようにし、背もたれを使わずに座ります。
この姿勢は、私のお気に入りのひとつです。

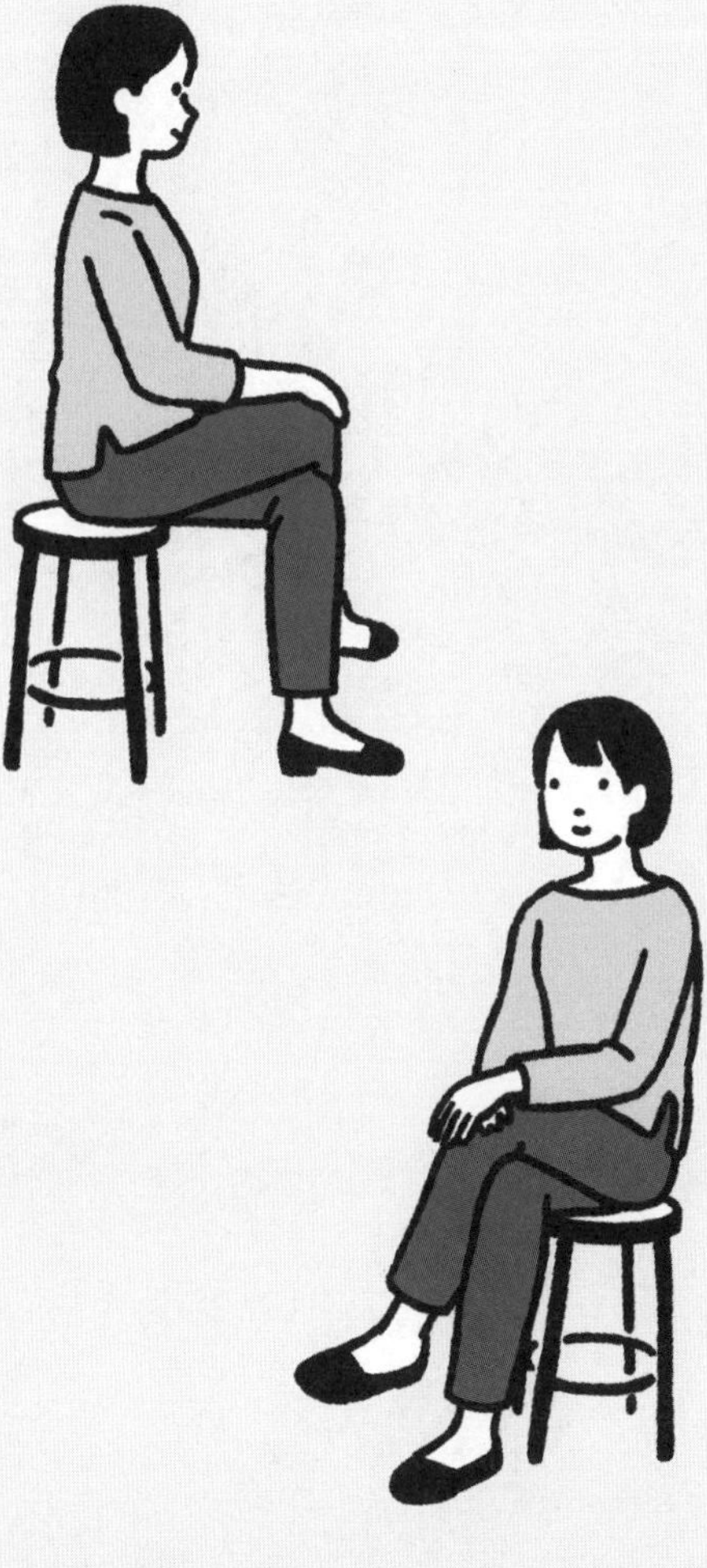

5章

震えるほどの緊張も、ここ一番のプレッシャーも！

スッと心が落ち着き、不思議なほどうまくいく！

心の緊張をとるには、体の緊張をゆるめればいい

体がゆるむと、なぜ心がラクになる?

アレクサンダー・テクニークは、あがり症や極度の緊張の改善にも役立つことが知られています。

この章では、人前などのプレッシャーがかかる場面で、相手に好印象を与え、自分の持つ能力を存分に発揮するための工夫を述べていきます。

緊張しやすい人にとって問題なのは、プレッシャーがかかる場面で、「いつものようにできなくなる」ということです。逆にいえば、緊張していても、「いつものようにできる」のであれば問題になりません。

プレッシャーのかかる場面で、いつもの動きの邪魔をしているのも、実は体の過剰な筋収縮です。

あがり症のように緊張がひどいときの体の反応としては、「心臓がドキドキする」「口が渇《かわ》く」「足が震える」「顔が赤くなる」などがありますが、これに加えて、プレッシャーがかかる場面では、「体を強固に支えようとする」反応、つまり、過剰な筋収縮による「体の支えすぎ」を起こしていることが問題の根っこにあります。

ここに気づけば、緊張状態を改善できます。

問題を整理するために、**緊張を「心の緊張」と「体の緊張」に分けましょう。**

人前に出たときに感じる恥ずかしさをはじめ、心臓のドキドキや口の渇き、失敗を考えてしまうことなどは、自分の意思では変えられない反応です。

そのため、これらを「心の緊張」として、「こうした心理面の状態や生理反応は自分では変えられないので仕方がない」と考えます。

他方、同時に起こっている「体の支えすぎ」のほうは、筋肉の反応であるため、自分の意思で変えることができます。

そのため、これを「体の緊張」としてとらえ、こちらをゆるめるようにするのです。

「体の緊張」、つまり体の過剰な筋収縮をゆるめることができれば、その制約がなくなり、「いつものように動ける」ことになります。

これは、体の筋反応のことであり、生理反応や心理面の状態にかかわらないのです。

「心と体は一体」とよくいわれますが、それぞれの対策は異なる部分もあるのです。

「心の緊張はともかく、体の緊張はゆるめられる」と考えましょう。

体の緊張をゆるめて、人前でもいつものように話したり動いたりすることができれば、心の緊張も次第にゆるんでくるでしょう。

自分が「変えられるもの」と「変えられないもの」を見極めることはとても大事なことです。

アメリカの神学者ラインホルド・ニーバーは、「平安の祈り」で、これを伝えています。

「神さま　私にお与えください
変えられないものを受け入れる落ち着きを
変えられるものを変える勇気を
そして、その二つを見分ける賢さを」

あがっているときは、心だけでなく体も上がっている!?

あがりは、「上がる」が由来の、気持ちの高ぶりの心理状態を表わしている言葉ですが、このとき、心理面だけでなく、体も物理的に上に「上がり」やすくなります。

実際私たちは、重力に逆らって体を持ち上げて直立状態にするわけですが、立ってしまえば、あとは立てた体軸の骨に体を乗せられるようになります。その状態から、さらに力を入れて持ち上げ続ける必要はありません。

ところが、人は緊張すると、腹筋と首の筋肉によけいな力が入って「体の支えすぎ」になりやすくなります。**これはつまり、筋肉の力を使って、体を懸命に上方に持ち上げ続けようとしていることと同じなのです。**

パフォーマーの中には、この「体が上がる感覚」が本番で起こると、動きが制約されてマイナスの影響があることをわかっている人もいます。ただ、その状態から脱する方法については知らない人が多いのです。

あがりそうになったら、「足裏」を意識しよう

こうした状態から脱するには**「体を持ち上げる」のと逆のこと、つまり「体を置く」ようにします。**

「自分の体を床の上に置く」と考えて、足裏全体をべったり床につけ、ため息を出して、そこに体重を預けるのです。これが、体を上げないようにする、つまり、**体を下げるコツ**です。

プレッシャーがかかったときは、足裏のことを考えるのです。普段あまり考えない部分ですが、この「足裏」に注意が及ばないと、体が上がった状態からなかなか抜け出せません。「落ち着く」という表現は心理面の状態を意味しますが、心を落ち着かせたいときには、体を下げて「落とし」、床に「着かせる」ようにするといいのです。

プレッシャーがかかるとき

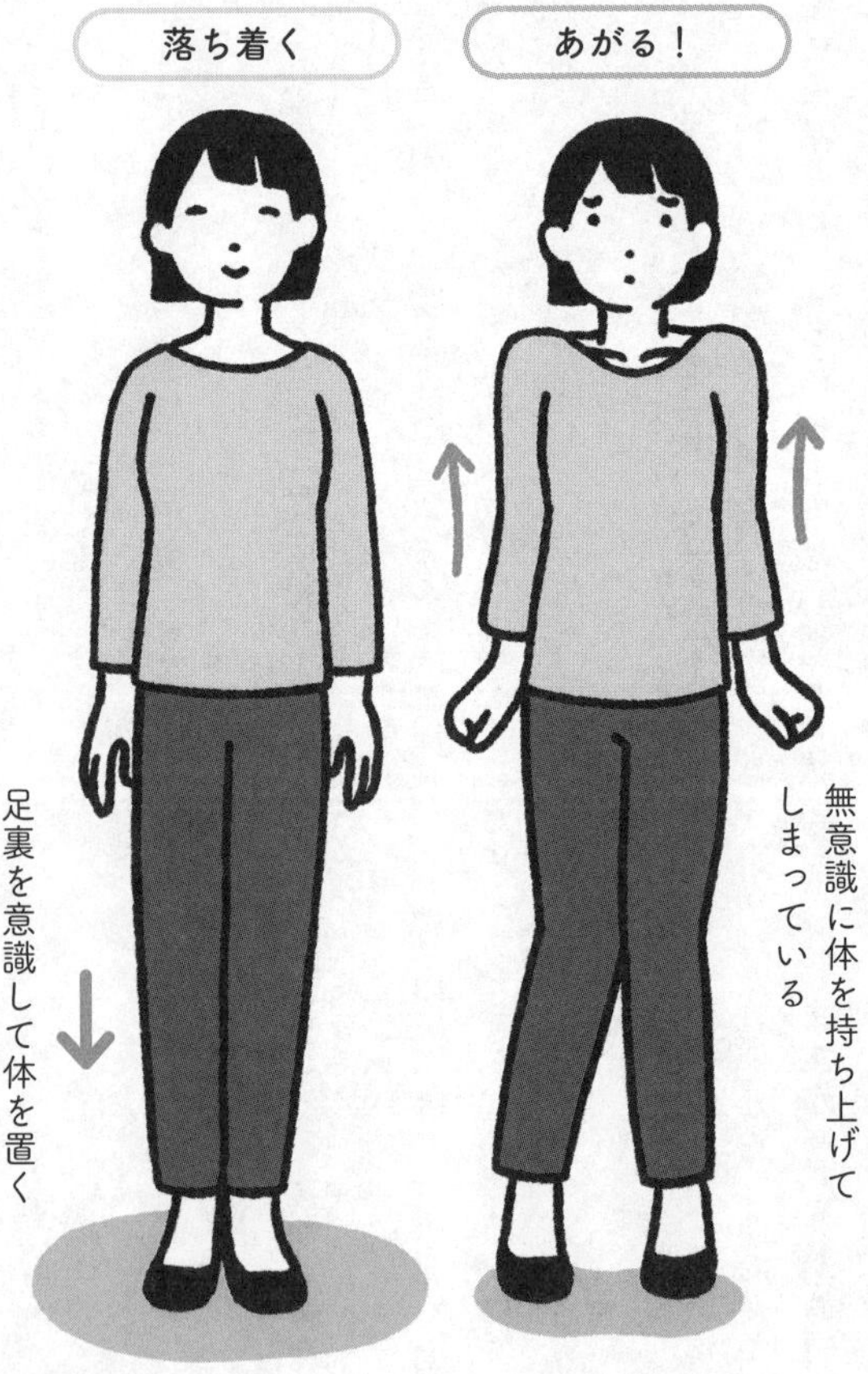
落ち着く
あがる！
足裏を意識して体を置く
無意識に体を持ち上げて
しまっている

面接やプレゼン、大事な場面で実力を発揮するコツ

体を持ち上げないようにするには、足裏を意識することに加えて、**床面に体を預けられるかどうか**がポイントです。それができれば、過剰な筋収縮をゆるめる環境をつくれます。

床にしっかり支えられている自分をイメージしよう

普段は意識することはありませんが、**私たちの体は床からの反力で支えられています。床が押し返してくれる力があるからこそ、私たちは立っていられるのです。**

床から得られる反力は、足裏を通じてその人がかける荷重と同じ力の大きさになります。つまり、床からの支えを得るためには、できるだけどーんと体を預けるように

したほうがいいのです。

あがりやすい人は、床下に強固な支えがあるというイメージを持つといいでしょう。床下に強固な支えがあることを想像すると、自分が「支えられている！」と思い出すことができ、その場に体の重さを預けやすくなります。

さらに、体の前側に「秘密のつえ」（70ページ参照）があるとイメージして、そこに体重を乗せ、ため息を出すようにします。息を吸うことは考えなくて大丈夫です。息をはけば、勝手に吸ってくれますから。

ここで紹介している方法は「意識の作業」です。

面接やプレゼンなど、自分にとっての大事な本番を迎えるとき、この意識の作業を実践していきましょう。

実際の本番では、周囲の目がある中で、不安や心配で頭がいっぱいになって体を意識する作業がおろそかになりがちです。「床下に強固な支えがある」というイメージが本番でも湧くよう、日頃からイメージトレーニングしておくといいでしょう。

不思議なほど本番に強くなる！

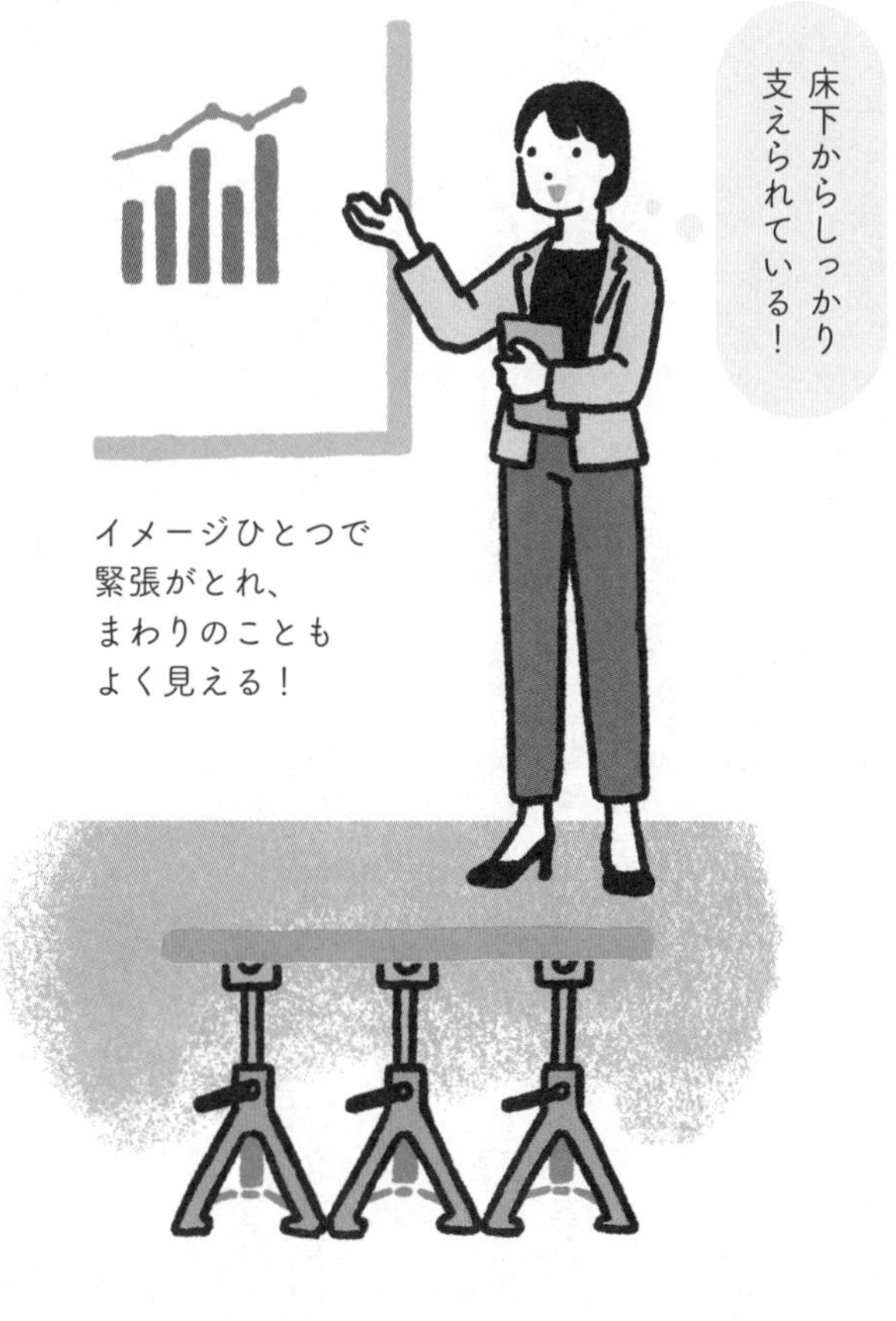
床下からしっかり支えられている！
イメージひとつで
緊張がとれ、
まわりのことも
よく見える！

まず「人から見られること」と「人を見ること」を受け入れよう

私のクライアントの中には、「複数の人の前だと緊張してうまく話せなくなってしまう」という人もいます。

こうした人は、人前に出ると「人から見られないようにする試み」を無意識にしています。人から見られないようにしようとして、縮こまったような姿勢になったり、体を後方に傾けて身を引くような姿勢になったりするのです。

実際のところ、これらの反応は「見られないようにする」役割をまったく果たしていません。

逆に、それによって体によけいな力が入り、動きが硬くなったり、声がうわずったり、呼吸が浅くなったり、姿勢が悪くなったりして、パフォーマンスを悪化させてしまうことになりやすいのです。

不可能なことをしようとすると緊張は強くなる

また、人前で緊張してしまう人は「人を見る」ことも無意識に回避しようとします。「人を見る」と、その人が「自分を見ている」という思いを強くしてしまうからでしょう。

この場合も、同じように体によけいな力が入り、パフォーマンスは悪化します。

人の前に立ちながら、人に見られないように試みたり、人を見ないようにしたりするのは、実際のところ不可能です。その影響で、体の使い方が不利なものになり、印象や結果を悪くするだけです。

不可能なことをしようとするほど、心も体もよけいに緊張してしまうでしょう。

人前に出るときは、それがたとえ苦手なことであったとしても、まずは「人から見られる」という避けられない事実を受け入れてください。

そして、自分も「人を見る」ことを受け入れるのです。

そのうえで、自分の体重を体の前側の「秘密のつえ」（70ページ参照）と足裏に預けるようにしていきましょう。体から力《りき》みがとれて、まわりを見る余裕が生まれます。

「人を見る」ことにはうれしいメリットがたくさんある

私たちは常に他者を見て、自分に危害を加える人なのかどうかを、無意識に確認しています。

あなたも、通りすがりの人を無意識のうちに一瞥《いちべつ》しているはずです。

そのうえで、「危害を加える人ではない」と瞬時に評価することで安心しているのです。

つまり、「人を見る」ということは、「その場の危険の有無を確認できるメリットを享受する」ということです。

ですから「そこにいる人を見ないようにする」のは、危害を加える人かどうかを確認しないようにすることです。これでは安心できません。

また、「本当は見て確認しておきたいけれど、意識的にあえて見ないようにする」という、自己の中の潜在意識と顕在意識の葛藤も生じてしまいます。

こうした葛藤は体にも伝わり、過剰な筋収縮の種にもなります。

アイコンタクトともいいますが、人と目を合わせることで信頼関係が生まれやすく、あなたの想いが伝わりやすくなるのも大きなメリットのひとつです。

恥ずかしくても相手を見たほうがいいのです。

人と会うときの「姿勢」で、印象はここまで変わる！

「恐縮する」という言葉は、一般的に「申し訳なく思うこと」という感情のほかに、「人が申し訳なく思っているときのさま」も表わします。

「恐縮」の字が示すように、「恐れて身がすくむさま」、つまり「体が縮むさま」です。

「目上の人と話す」「顧客と商談をする」「初めて会う人と話す」といった場面で、体が小さくなるように背中を丸め、頭を前に突き出す形で首を短くしている人を見かけます。

この体の反応は、人と接するという刺激を受けたとき、一時的に体の支え方をゆがませてしまった結果であり、私は「体の恐縮」と呼んでいます。

無意識に「体を恐縮させて」いませんか？

心理面で恐縮したとき、「体の恐縮」も無意識に行なっている人は少なくありません。相手を立てるため、意識的に行なっている人もいるかもしれません。

周囲の人が体を頻繁に恐縮させているので、自分も同じようにするものと無意識に真似しているケースもあるでしょう（以前の私もその一人でした）。

体を恐縮させる人は、自分の体を小さくすることで「相手を立てよう」としているのでしょう。

こうした表現によって対人関係が円滑になる場合もあるので、「やらないほうがいい」とはいいません。ただ、体の恐縮にはデメリットがあることも知っておいてください。

体への負担があることに加えて、あなたに対する信頼性が逆に下がる可能性もあるからです。

体の恐縮は、相手によって価値が変わります。そのさまを謙虚さととらえて好感を持つ人もいれば、卑下や自信のなさととらえる人もいるのです。

誰に対しても体の恐縮を行なう人がいますが、こういう人は体の負担とコミュニケーションの両方の面で大きく損をしています。

私は体の恐縮をしないほうがいいと考えますが、仕事柄そうせざるを得ない場面があったとしても習慣にはしないことです。

「申し訳ない」という感情を持ったときは、その感情を抱いている自分に気づくようにし、自分の頭を高いところに位置づけましょう。そして、足裏にしっかりと体の重さを預けるようにして、ため息を出しましょう。心に落ち着きを取り戻せますし、それだけで相手が受ける印象が変わります。

慣れないうちは、自分が「尊大な態度をとっている」ように感じてしまうかもしれません。しかし、それは自分本来の大きさでいるだけで、尊大にしているわけではありません。これは違和感ですので、受け入れましょう。

気持ちが落ち着き、存在感まで高まる「魔法の言葉」

この言葉を心の中で唱えるだけ！

人前に出るとき、たとえば面接や大事なプレゼンなどの場で、緊張をゆるめられるだけでなく、自分の存在感まで高めてしまう秘策があるのでお伝えしましょう。

それは**「このスペースは自分のもの、時間はもらった」と心の中で唱える**ことです。

たとえば、舞台上でスピーチをするようなとき、「このスペースは自分のもの」と考えるのです。つまり、自分が立っているステージ上のスペースが「自分に所有権がある部屋になった」ように考えるのです。

「たったそれだけ？」と思われるかもしれませんが、このように考えると、その場に自分の体重を預けやすく、また体も小さくならず、自分本来の大きさで立てるようになります。

さらに、**「時間はもらった」と思うのです。**

つまり、そこにいる人から、好きにしていい時間をもらったという感じです。

こうすることで、自分のペースに気づくことができ、呼吸をする余裕も出てきて、落ち着いてきます。

緊張しやすい人は、人から見られていたり、慣れない場所にいたりするとき、あたかも「自分がそこにいてはいけない」かのように感じ、床に体重を完全に乗せずに、筋収縮を強くして「体を持ち上げよう」としてしまいます。

また、自分が話をするときは、相手はだまって聞くことになりますが、これを「ほかの人の時間を奪っている」、あるいは「待たせている」ように感じて、無意識に「スピーチを短時間ですませてしまおう」と、動作や話すペースを速くする人もいま

魔法の言葉で存在感まで高まる！

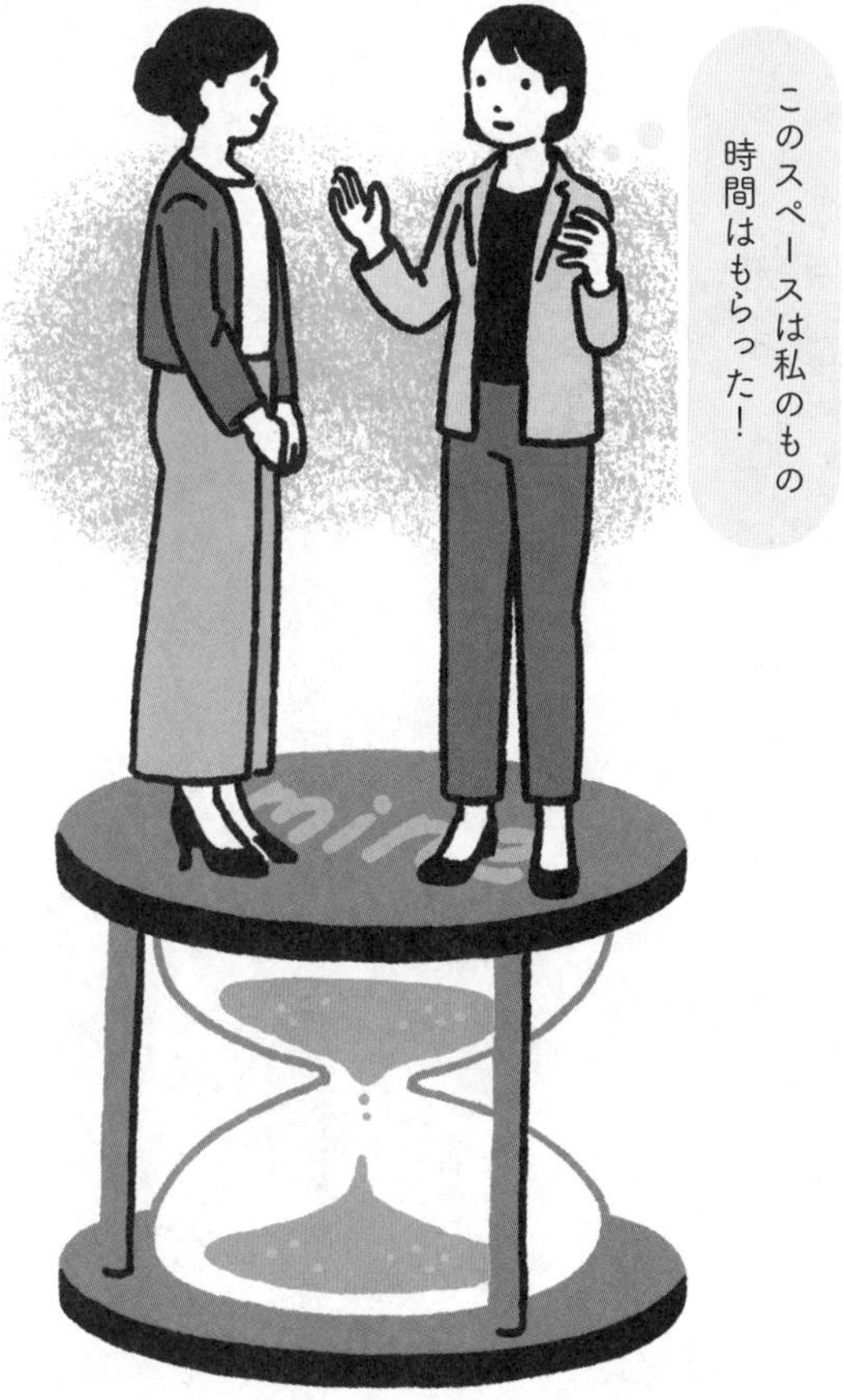
このスペースは私のもの
時間はもらった！
mine

す。

すると、体の筋収縮は過剰なものとなり、息つぎの余裕もなくなって、呼吸が浅くなります。この結果、のどを無意識に締めてしまうこともあります。

自分の部屋にいるときの自分のつもりで

こうした体の反応は、**その人の「遠慮」の気持ちが体の支え方に表われたもの**です。

他者を尊重することは大切ですが、自分のことも尊重し、配慮しましょう。つまり、少し図々《ずうずう》しくなるのです。

自分の部屋にいるときは、誰にも気兼ねしていませんよね。そこで、人前にいるときでも、「このスペースは自分のもの」と考え、自分の居心地もよくしていいという許可を自分で自分に出すのです。

人と話すときは、「時間をもらった」と考え、「もらった時間なのだから、相手を少しくらい待たせていい」と思っていくのです。

「このスペースは自分のもの、時間はもらった」という考えは、自己の尊重をうながすものです。自己を尊重し配慮することを、案外私たちはおろそかにしがちです。

特に人前でパフォーマンスをする歌手や楽器演奏者、俳優、ダンサーの方々にとっては重要な考え方です。

そのように意識するだけで、「存在感」が高まるからです。

「このスペースは自分のもの、時間はもらった」と思えた瞬間から、自分の在り方について最適な選択を行なえるようになります。

すると、まわりの人は、こうした人の存在の仕方に「普通とは違う何か」を感じるはずです。歌手や俳優に限らず、存在感を高めたいと考える人は、自分の在り方を意識的に選択していくようにするといいのです。

会話で使える！　うまくいく！「体の使い方」

普段会話をするときでも、自分の体の使い方を意識的に改善していくことは、緊張しやすい人にとってよい訓練になるでしょう。

人前で、スポーツ、ダンス、武道、音楽演奏、演技をするアスリートやパフォーマーにとっても、それぞれのパフォーマンスの向上に役立つトレーニングになります。

どんな姿勢になっている？
いい会話は話す前が肝心

人と話す際は、相手との会話のやりとりのなかで話す内容を考えるため、相手のことや何を話すかということに気をとられ、自分の体の使い方を意識することを忘れやすく、「どんな姿勢になっていたか、どんなふるまいをしていたか、まったく気づかなかった」という事態になるかもしれません。

目標としては、まず話をする前に、「自分の体の状態」に気づくようにしていきましょう。

そのときのポイントは、

「床や座面に自分の体重を預けているか」

「ため息を出せたか、その際に勝手にお腹が動くか」

「頭をいつでも動かせる状態か」

です。

目上の人と話すときも、無意識に体を恐縮させないように、頭をもっとも高い位置に置きます。そして、体の重さを床や座面にしっかり預けながら、話すようにしましょう。

必要以上にうなずいていない？相手に安心感を与える話の受け止め方

うなずくことによって「理解した」「同意した」などの意思を相手に伝えることができますが、理解したことを相手に強調したいためか、小刻《こきざ》みに何度もうなずく人は少なくありません。私自身も以前はそうしていました。

短時間で顔、つまり頭を何度も動かすとき、腹筋と首の筋肉の収縮は相当強いものになり、頭も前に出やすくなります。すると首の負担が大きくなり、息もつまるようになります。

うなずく速さを少し落としてみてください。

毎回、ゆっくりうなずかなければいけないわけではありません。ゆっくりできるようにしておくといいのです。動きの速度を、場面に応じて選択・実現できるようにするのが大切です。

その際は、鼻をリーディングエッジ（60ページ参照）にして下に向け、そして元に戻すようにしていきます。

小刻みにうなずくのがクセになっている人は、この「うなずきのストローク」が短く速いので、これをゆっくり明確に行なうようにします。同時にため息も出しましょう。床や座面との接面部に体重を預け、そこに「足裏やお尻などが止まっている」ことを考えながらうなずきます。

このうなずき方を練習し、実際に会話するときに、実践してみてください。あなたの同意の思いは確実にそれで伝わります。「うなずいている感じがしない」かもしれませんが、相手はあなたが思うほど違和感を持たないはずです。

人前で自分の対応を変えるというのは、難しいことではありません。それは、私たちが持つ「自分はこういう人である」「私はこういう人と見られている」というアイデンティティを変化させることになるからです。

「うなずく」という行為ひとつであっても、今までのやり方で周囲の人やグループに適応してきたため、そのやり方を変える場合、このやり方で「適応できるかどうか」という不安を感じやすくなります。

ただ、結果のよし悪《あ》しは、実際に変化を与えてみなければ、わかりません。いつでも元の体の使い方に戻すことはできるのですから、「試行」と考えて、これまでの習慣に変化を与えてみましょう。

身振り手振りが大きく速くなっていない?
硬い印象を与えないコツ

身振り手振りもうなずきと同じく、速くなりがちです。動かした腕や手は、いずれ止めなければなりませんが、止めるのにも力が必要で、勢いよく手を振れば、二重で筋収縮を強くせざるを得なくなります。こうした人の手振りの動きは「カクカク」とした硬い動きになります。

腕も手も勢いよく動かさずに速度を少し落とし、動きを止めるときは「ビシッ」と強く止めないようにしましょう。

また、手を振る際に肩が上がってしまう人もいます。手を振るときは、必要に応じてひじを曲げて前腕を持ち上げたり、肩関節を曲げて上腕を持ち上げたりしますが、この際に肩を上げるようにして腕全体を持ち上げてしまうのです。

ひじや肩関節を曲げる状態であっても、肩も含めて腕全体をぶら下げているのが「腕の本来の姿」です。「腕は常にぶら下げているもの」と考えましょう。

話すペースが速すぎない？
体に力が入ってしまうのはこんなとき

一般的に、会話をするときの話すペースも速くなりがちです。

話す内容を考えるスピードのほうが、話すときの「息をはき出して口やあごを動かす肉体のスピード」よりも圧倒的に速くなるためです。速く話してしまう人は、思考のペースに体のペースを無理やり合わせようとしているのです。

また、相手の話すペースが速いときも、その影響を受けて、自分の話すペースも速くなりがちです。それが自分の体のペースを超えてしまえば、呼吸が苦しくなったり、声の質が悪くなったりすることもあります。

話すときも、「自分の体のペース」になるよう調整していきましょう。

具体的には、話すときに腹筋と首の筋肉の収縮が過剰にならないことを意識しましょう。体に力が入りすぎている感覚に気づけるようになれば、これがアラートになって、「話すペースが速すぎること」を教えてくれるようになります。

息をつめていない？
話すときにも「息をはく」ことが大事

話している間の息つぎの時間が短すぎると、呼吸にかかわる筋肉の収縮は強くならざるを得ません。

「時間はもらった」と考え、息つぎできる間《ま》をつくってください。

その息つぎの間で、ときどきため息のような息をはくようにするとラクになります。そのうえでゆっくり吸ってください。そのくらいの間をときどき、図々しくとるようにするのです。

話すことは、はく息を使う行為のため、話せば息をはいていることになります。そのため息は十分にはいていると思いやすいのですが、私の指導経験では、それでもはく息をためている人はいます。

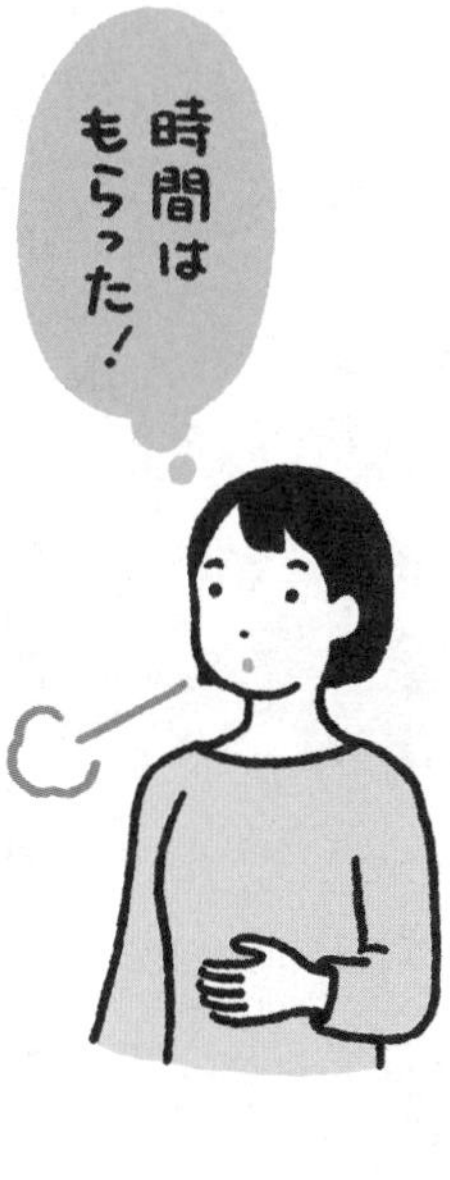

こうした人は、話す内容を考えているときや、相手の話を聞いているときにも、のどを締めるようにして息をつめています。

別に呼吸を止めなくても、話す内容を考えることはできますし、相手の話を理解することもできます。ただ、経験的に体がそのように覚えてしまっただけです。

息をはけると、効率的に息を吸えるようになります。話すときも「息をはくこと」が大切です。

COLUMN

姿勢、声、表情……結果を変える「体の使い方」

「体の使い方」を追究すればするほど、大事だと思えてくることがあります。

それは、**その人の「想いの明確さ」「想いの強さ」**です。

日常のあらゆる場面で「何を意識するか」で、体の使い方が変わり、結果が変わってきます。そうした事例を私はたくさん見てきました。

体の使い方でいえば、意識すべきことは、その行為の具体的な目的です。

たとえば「立っている」という行為を考えてみましょう。

「立つことの具体的な目的は何ですか？」と問われると、少し戸惑いますよね。「立つ」にあたって、私たちは具体的に何をしているのか、と考えてもいいでしょう。

いくつかあるのですが、**ひとつの具体的な目的は、「頭を一番高いところに位置づ**

けること」です。これによって、視野が広がり、重い頭をよりラクに支えられるようになります。

いわれてみればそうだと思うでしょうが、私たちは「立つ」ことの具体的な目的を忘れてしまうようです。

具体的な目的を考えずに、「立とう」とすると、脳で自動化プログラムになってしまった立ち方が再現されるだけです。「立つ」という言葉は、その行為を表わしてはいますが、私たちが「具体的に何をしているのか」は表わしていないのです。

また、「頭を高く」することにより、背骨の適切なアライメントが導かれて、背中にある筋肉の働きも適度にうながされます。目的を実現しようとする意図によって、筋肉や関節といった体の諸機能は、それを具現化するように適度に働いてくれるのです。

こうしたことから、**ただ「立つ」と考えるのではなく、「立つことの具体的な目的」を意識すると、**よけいな力の入らない有利な立ち方を実現しやすくなります。

この体の使い方から導かれる示唆《しさ》を、私たちのさまざまなパフォーマンス活動に応用しましょう。

野球のピッチャーであれば、「バッターのバットをへし折る」ことを意図してボールを投げるのです。そうすれば、その想いに体が呼応して、実際にバッターにとって重たいボールとなるでしょう。

格闘家であれば、「相手の骨を砕《くだ》くように」と意図して打撃を加えれば、「ただ打つ」と考えているよりも、実際にパワーが増し、相手に気迫としても伝わるでしょう。

ビジネスでのプレゼンも同じです。相手の利益を考え、具体的にそのイメージを伝えることを意図するのです。

「そんなことは当たり前にやっている」といわれるかもしれませんが、資料を準備するときにはそうだったとしても、プレゼンの現場に立つと緊張もあって、こうした想いやイメージが希薄になってしまう人も多いと思います。

プレゼンはショータイムです。

明確な「目的」や「想い」を意識してプレゼンを行ないましょう。プレゼンターのあなたが、相手に貢献できる具体的な目的をその場でイメージできればできるほど、あなたの声は弾《はず》んできます。

それは信頼につながる音の響きとなって、相手に伝わるでしょう。声だけでなく、姿勢や表情にもそれらは表われるはずです。

パワーポイントのスライドや紙の資料だけでは、あなた自身を一〇〇パーセント表現したことにはならず、もったいないのです。

ある行為を何度もくり返していると、「立つ」ときのように、その行為の当初の目的を考えなくなってしまうかもしれません。

しかし、月例会議での実績報告などであっても、考えずにただやるのではなく、「そもそも何のためにやっているのか」を考え、その目的を常に意識しておくべきです。

この視点を持つ人と持たない人の違いは、結果の差となって表われるでしょう。

「想い」と「体の使い方」の両方が必要

演劇や演奏といったパフォーマンスに限らず、ビジネスの活動も、「想い」がまずあって、そこに体がついていきます。

だからといって、「想いがすべてである」という精神論だけでは不十分です。「想い」と「体の使い方」の両方を意識する必要があります。日々の生活の中で、その具体的な目的を意識しつつ、体の使い方への関心を持っていくようにしましょう。パフォーマンス向上につながる、とてもいい意識の訓練となるでしょう。

6章

今すぐできる「よけいな力を抜く技術」

体から脳のクセを書き換えるエクササイズ

疲れにくく、動きやすい体にととのえる基本

体を「意識すること」が大事――体のクセは脳のクセ

骨盤を立たせて、頭を高くしたうえで、プレイシング（77ページ参照）で「体を置く」と考え、腹筋と首の筋肉の過剰収縮を抜くことが、有利な体の支え方の基本です。

この章では、それを実践するためのエクササイズをいくつかご紹介します。

このエクササイズを行なっていくことで、よけいな力が入る「体の支えすぎ」を維持しようとする脳の自動化プログラムを書き換えていくことができ、日常生活やパフォーマンスに効果的な体の使い方を実践しやすくなります。

くり返しますが、アレクサンダー・テクニークは「気づく訓練」、「意識の技術」です。「このエクササイズの動きをすればいい」と何も考えずにただ体を動かしても、元の不利な体の使い方に戻ってしまう可能性もあるので、意図を頭の中で持ちながら実践してください。

❶首の筋肉の過剰収縮を解放する「頭回旋《かいせん》」

体につい力が入ってしまう人は、無意識に頭をしっかり固定させて（首の筋肉を過剰に収縮させて）います。この首の筋肉の過剰収縮を抜くにあたっては、力が入っていないときの感覚を知る必要があります。

それは「頭がいつでも動かせる状態」のときの感覚です。そのため、頭を実際に左右に回旋させるこのエクササイズがとても役立ちます。

立っていても座っていてもできるので、気づいたときに行ない、動かさなくても「首の筋肉を過剰収縮させていない状態」「頭がいつでも動かせる状態」にできるよう

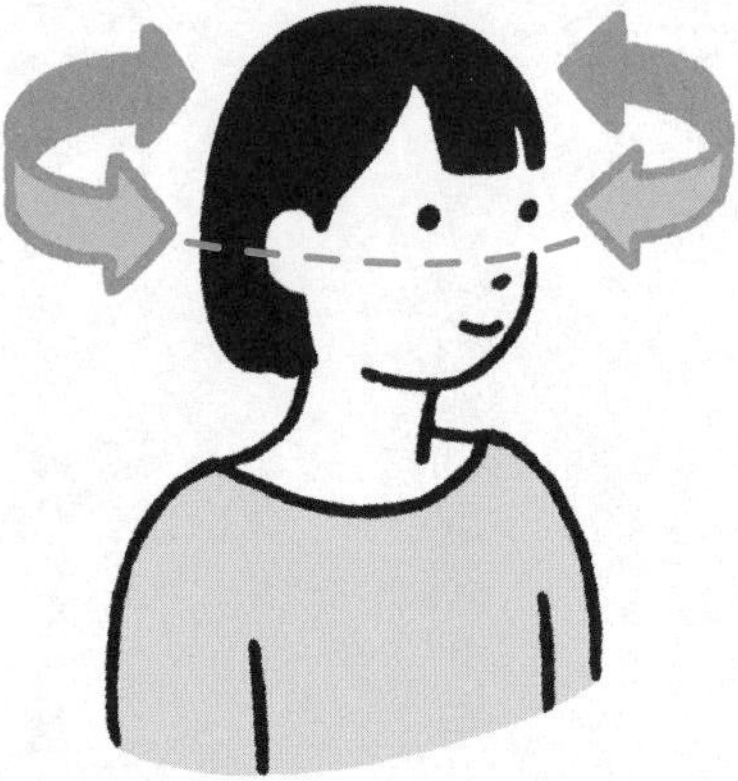
頬骨より上を
「頭」と考え、
その頭を
ゆっくり動かす

になりましょう。

やり方

●胴体以下は正面に向けたまま、顔を左右に向けるように、頭を動かします。自分の全体重を足裏に預け、足裏が床で止まっていることを意識します。

●「首で動かそう」とするのではなく、「頬骨より上の部位」を「頭」と考えて、その頭を動かすように意図していきます。この動作のリーディングエッジは頭です。首は「勝手に動くもの」と考えます。

●ただ頭を動かすだけでも、息をつめがちです。ため息を出しながら動かしましょう。

● 頭回旋は数回やるだけでかまいません。気づいたら行なうくらいでいいでしょう。

● 歩幅を狭くして、ゆっくり歩きながら行なうのも、有効なエクササイズになります。

❷ 姿勢の偏りを調整する「ヒップバックスイング」

体の前後バランスを適切に調整する動きです。骨盤を立たせて、体の前側の支えとなる「秘密のつえ」（70ページ参照）に体を乗せる感覚、股関節をゆるませる感覚もつかみやすくなります。

やり方

● 頭を高くして、立っている状態でお尻を後ろに動かし、同時に胴体を前に傾かせるようにします。そして、元の位置に戻します。

●足裏全体に体重がかかるようにし、足裏が床で止まっていることを意識しながら、お尻を動かします。
●膝は曲げず、伸ばした状態で動かします。
●筋力で体を支えようとすると、体を硬くして息をつめてしまいます。ため息を出し、多少の揺れはあっていいと考えましょう。
●電車に乗る人は、立っているときにこの動きでバランスをとると、腰がラクになります。多くの人は、骨盤を前にスライドさせ、腰を反らせてしまいがちですが、

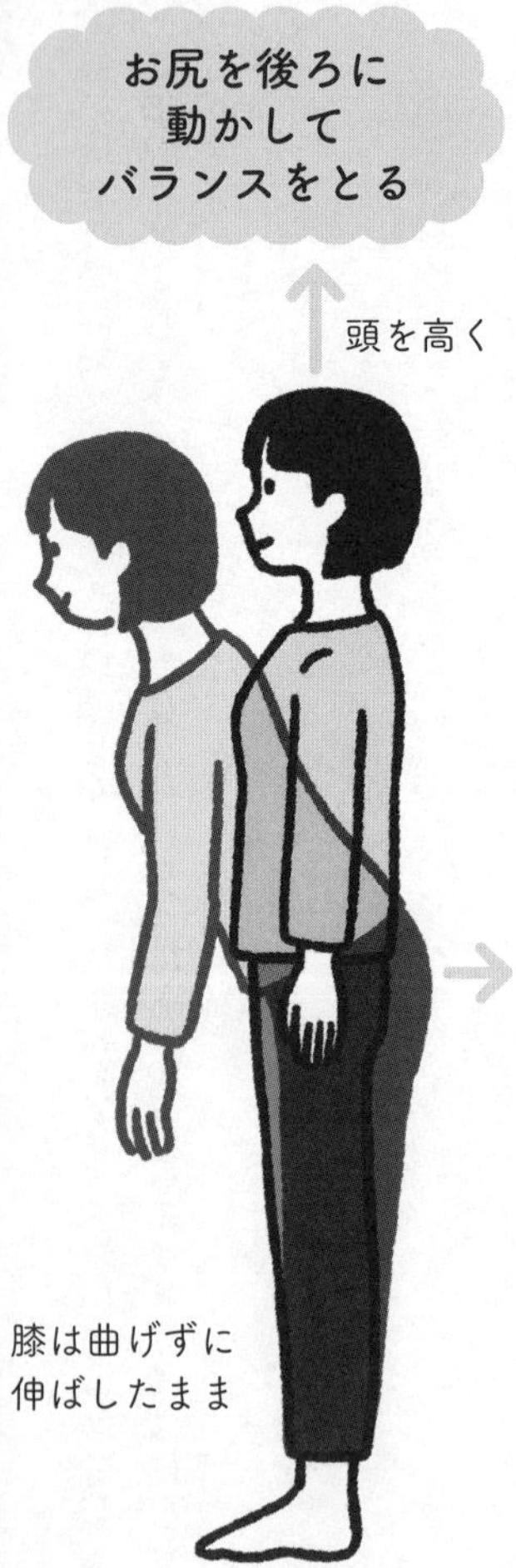
お尻を後ろに
動かして
バランスをとる
頭を高く
膝は曲げずに
伸ばしたまま

お尻に注意を向け、お尻を後ろに動かしてバランスをとるようにします。

❸肩の緊張がスッととれる「腕ぶら下げ」

肩を上げて「腕を持ってしまう」クセのある人は少なくありません。

長時間「腕を使う」ことで、肩まわりの筋肉の過剰収縮の状態に慣れてしまうと、腕を使っていないときも肩によけいな力が入ったままになってしまいます。

このエクササイズで、腕の本来の状態である「腕をぶら下げる感覚」を身につけましょう。

やり方

● 腕を下げた状態から、ひじを曲げて前腕を持ち上げます。次ページ図のように前腕が床と水平になるくらいにします。

● ひじを少し後ろにし、前腕は内側に向けます。上から両腕の前腕を見たときに、ハの字に見えるような形です。その状態で、「腕全体をぶら下げる」ようにします。

●「腕の重さが体の前側の胸骨上端部にかかっている」ように考えます。また、首から肩にかけて、腕の重さで引っぱられる感覚があるのはいいサインです。

●腕の重さは体軸が受けていて、頭は下方に引っぱられています。これに拮抗できるように、頭を高い位置に保ちましょう。「頭は支えるもの、腕はぶら下げるもの」です。

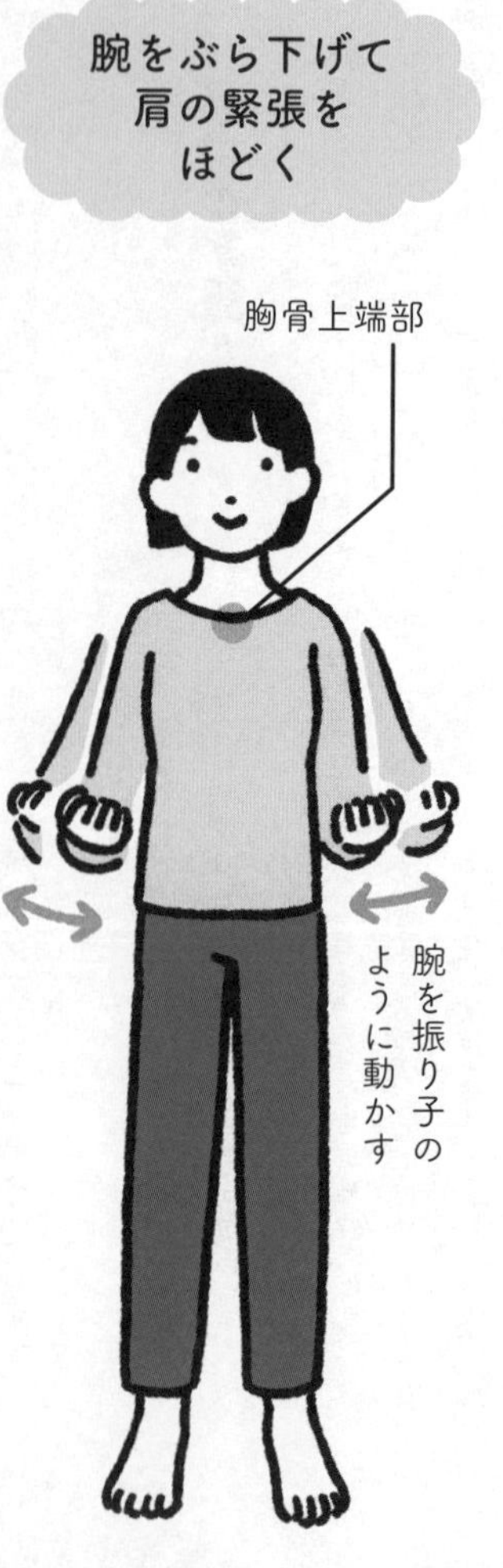

腕をぶら下げて
肩の緊張を
ほどく
胸骨上端部
腕を振り子の
ように動かす

● 脇にそわせた両ひじを軽く横にスライドさせてから、胴体のほうに重力で戻ってくるように腕を動かします。振り子のように自然に腕全体が動いて、ぶら下がっている状態かどうかを確認します。

● 手首にも注意を向け、手のひらを上にして、手をぽろっと落とすようにして、手首もゆるめます。

❹「体を置く」感覚を訓練する「モンキー」

膝と股関節を曲げて中腰の姿勢になり、体の前後の重さがつり合った感覚を得るエクササイズです。

このエクササイズをすると、プレイシング（77ページ参照）の感覚が磨かれ、「体が落ちて着く感覚」を得ることで、体を持ち上げようとしている状態に気づきやすくなります。

やり方

● 膝を少し曲げて体を支えます。

● そのうえで、お尻を後方に導き、頭と胴体の前面を前方に傾けます。頭と胴体を「同時に前に傾ける」ようにすると、背中が丸くならずに傾けられます。

● 首の筋収縮が過剰にならないように、あごを軽く引いて床を見ていくようにします。

● 上半身を傾けた状態で、ため息を出して、足裏全体に体重がかかるようにします。

中腰の姿勢で「体重が落ちる」感覚をつかむ

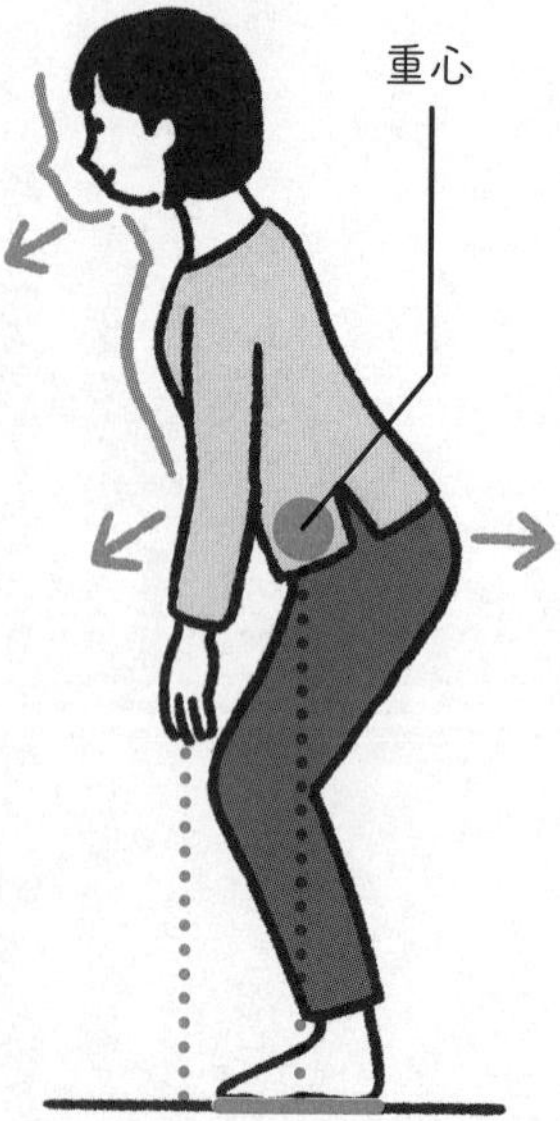

体の重心が足の甲とスネが交わるあたりにくると、足裏全体に体重がかかる感覚を得て腹筋をゆるませることができる

●腕はだらりとぶら下げます。

ぶら下げた腕が足のつま先より少し前になるくらいが、上体の位置の目安になります。このくらい頭が前に出ると、前に倒れそうな感覚があるかもしれませんが、足裏全体に体重がかかっていれば、大丈夫です。

●腹筋や太ももの前側の筋肉の緊張がゆるんでいるか、呼吸したときにお腹が勝手に動くかどうかを確認します。また、頭をいつでも動かせる状態かどうかも確認します。

⑤よけいな力を入れずに動く感覚を磨く「チェアーエクササイズ」

椅子から立ったり座ったりするシンプルな動きの中で、体の重量バランスを考え、最小限の筋収縮で動作を行なう感覚を身につけていくエクササイズです。

動作中に、頭、胴体、足裏、腕に加えて、呼吸にも注意を向けるため、体とその機能の多くに注意を向けていく訓練にもなります。当然、立ったり座ったりする動作もラクで負担のないものになります。

やり方

（椅子から立ち上がるとき）

- まず足裏とお尻に体重を預けて座ります。
- あごを軽く引いて下を見るようにします。
- 頭が足のつま先を超えて前にいくまで上半身を前傾させます。こうすると、より足裏のほうに体重がかかっていく感覚が得られます。
- 足裏に体重がかかる感覚を得たら、足裏で床を押して、上半身を椅子から持ち上げていきます。多くの人は、立ち上がるときに「足裏で床を押す」感覚はないと思いますが、その意図を持って動作をすることでラクに立ち上がれます。
- のどが締まらないように立ち上がる際はため息を出します。腕もぶら下げている状態にし、だらりと体の前側にぶら下がるようにします。これは座るときも同様です。

体によけいな
力を入れずに立つ
感覚をつかむ

（椅子に座るとき）

● 足裏全体に体重を預けて立ちます。

● あごを軽く引いて下を見るようにします。

● お尻を後ろにし、頭が足のつま先を超えて前にいくように上半身を前傾させます。

● 頭の位置がつま先よりも前にあるようにしながら、膝を曲げて上半身を下げてい

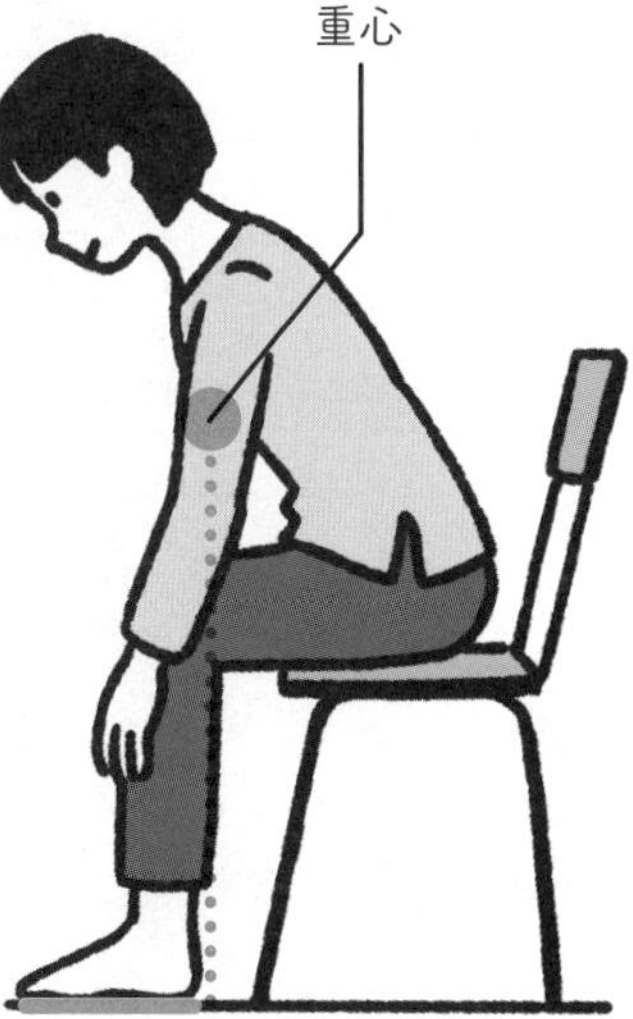

上半身の重心が足裏に乗った
状態でお尻を持ち上げる

きます。体を下げながら、ため息を出します。腕もだらんとぶら下げておきましょう。

●お尻が座面についたら、傾けていた上半身を起こします。

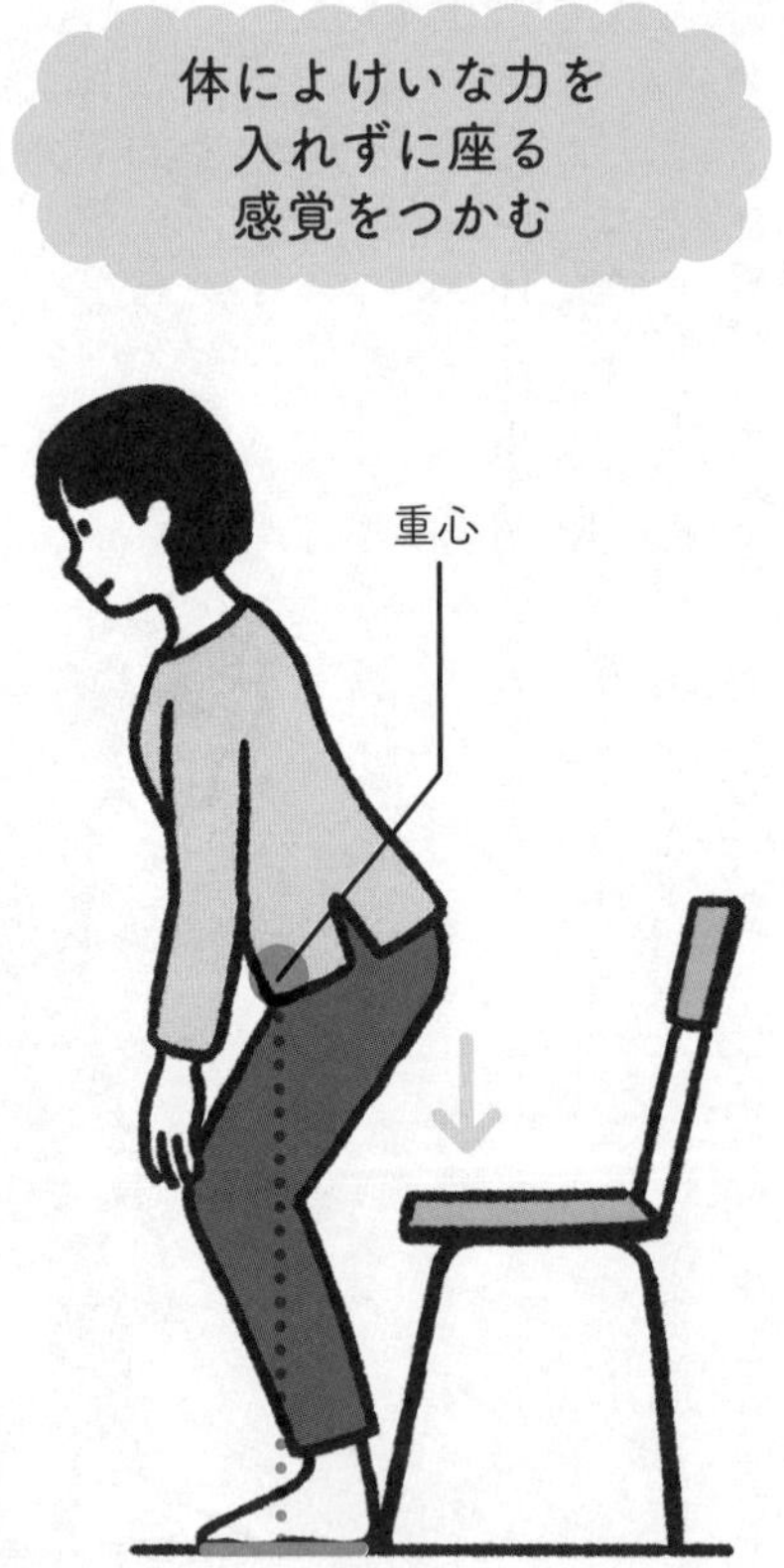
体によけいな力を
入れずに座る
感覚をつかむ
重心

頭をつま先より前の位置に置きながら膝を曲げていく

❻呼吸と発声の質を高める「ウィスパード・アー」

体を適切に支えて、呼吸と発声の質を高めていくエクササイズです。これによって、「声を軽く出せる感覚」と「はく息を発声に生かす感覚」を身につけられるようになります。

やり方

●全体重を足裏に預け、足裏が床で止まっていることを意識しながら、ささやく感じで「アー」と発声します（実際は「ア」の音がかすれて「ハー」という音になります）。

●頭を高くし、骨盤を立てられるように、お尻を適度に後ろに位置づけます。

●口を開くときにあごを動かしますが、その際に顔の半分より上を「頭」、顔の半分より下を「あご」と考え、「頭は体軸の骨に乗せているだけ。あごを下に動かす」と考えて口を開いていきます（何を止めて、何を動かすのかを区別しておきます）。

●音の出だしはソフトに、だんだん大きく。息が続く限界まで発声を続けなくてもいいですが、5秒以上は続けられるようにします。

●発声が終わったら、下げたあごを上げるようにして口を閉じ、鼻から息を吸います。「胸に空気を入れる」などと考えなくても、肋骨のある胸は勝手に動きますから、ここでは**「顔の前にある空気を吸う」**と考えましょう。

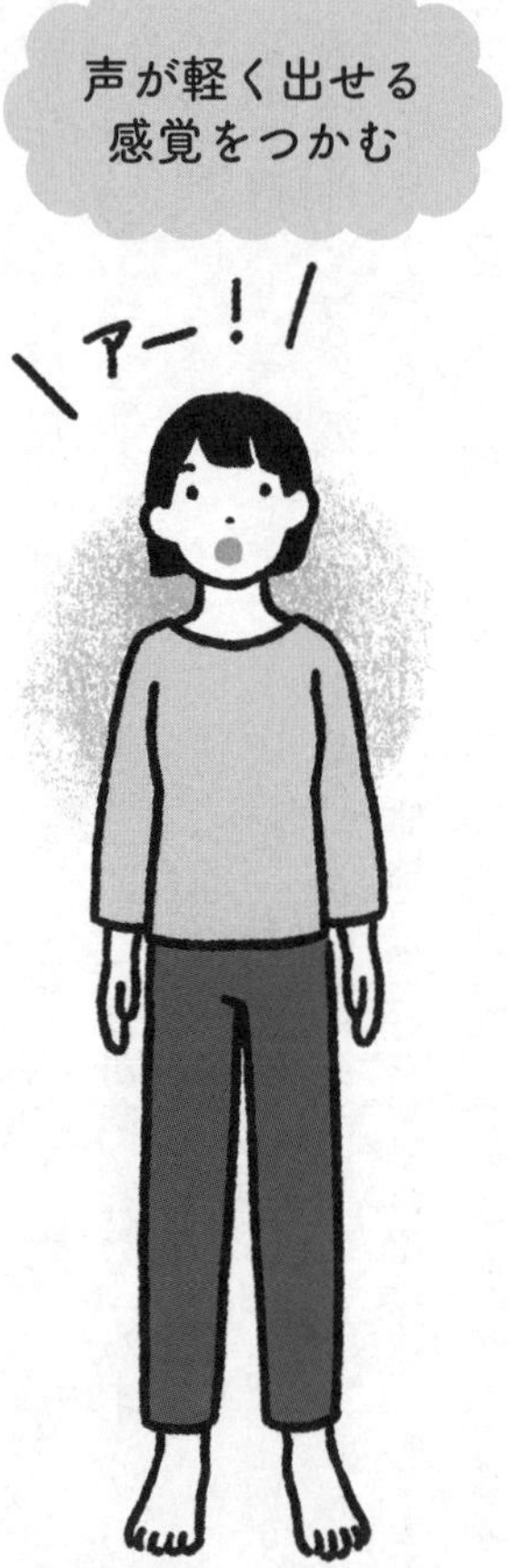

体重を足裏に預け、足裏が床で止まっていると考えながら「アー」と発声する

❼自分の体と呼吸を感じて動く「アドリブ太極拳」

このエクササイズは、太極拳の動きを見よう見真似で行なうものです。型や順序などは気にせずアドリブで行なうことで、体のさまざまな部位に注意を向け、自分の動きの速度や呼吸に気づくことで、私たちの体を全体としてとらえていく感覚を得ることにも役立ちます。

やり方

- 両足の間隔を肩幅くらいに広げて立ち、膝を少しだけ曲げて体を支えます。
- 全体重を足裏に預け、足裏が床で止まっていることを考えながら、腕をゆっくりと好きなように動かしていきます。腕が前にいく分、お尻をほんの少しだけ後ろにするなど、体の前後の重量バランスをとっていきます。
- 「腕はどんな状態であってもぶら下げる」ようにします。そして、手からひじまでの「前腕」をリーディングエッジとし、前腕を好きなように動かしましょう。

その結果、肩やひじの関節が勝手に動くように考えます。

- 腕を動かしながら、頭と胴体の上半身を左右に水平移動させる感じでいったりきたりさせます。実際には両脚の関節が動きますが、この場合のリーディングエッジは上半身として、上半身を導き、両脚の関節は勝手に動くように考えます。両足裏が止まっていることも考慮しておくのもいいでしょう。
- これらの動きを続けながら、さらに頭だけ独立させて動かしていきます。頭を左右に回旋させる動きや、うなずきの前後の動きを加えます。このとき、体のさまざまな部位が動いている状態となります。
- ゆったりとした動きを止めることなく行ないましょう。呼吸も止めずに行ないます。はく息はため息を意識します。
- 体のすべてを動かしているため、ほかの部位の動きにつられて動いてしまうこともあるでしょう。または、動きをパターン化してしまう感じもあるでしょう。それぞれを独立させて、パターン化させずに動く感覚をここでは養いましょう。

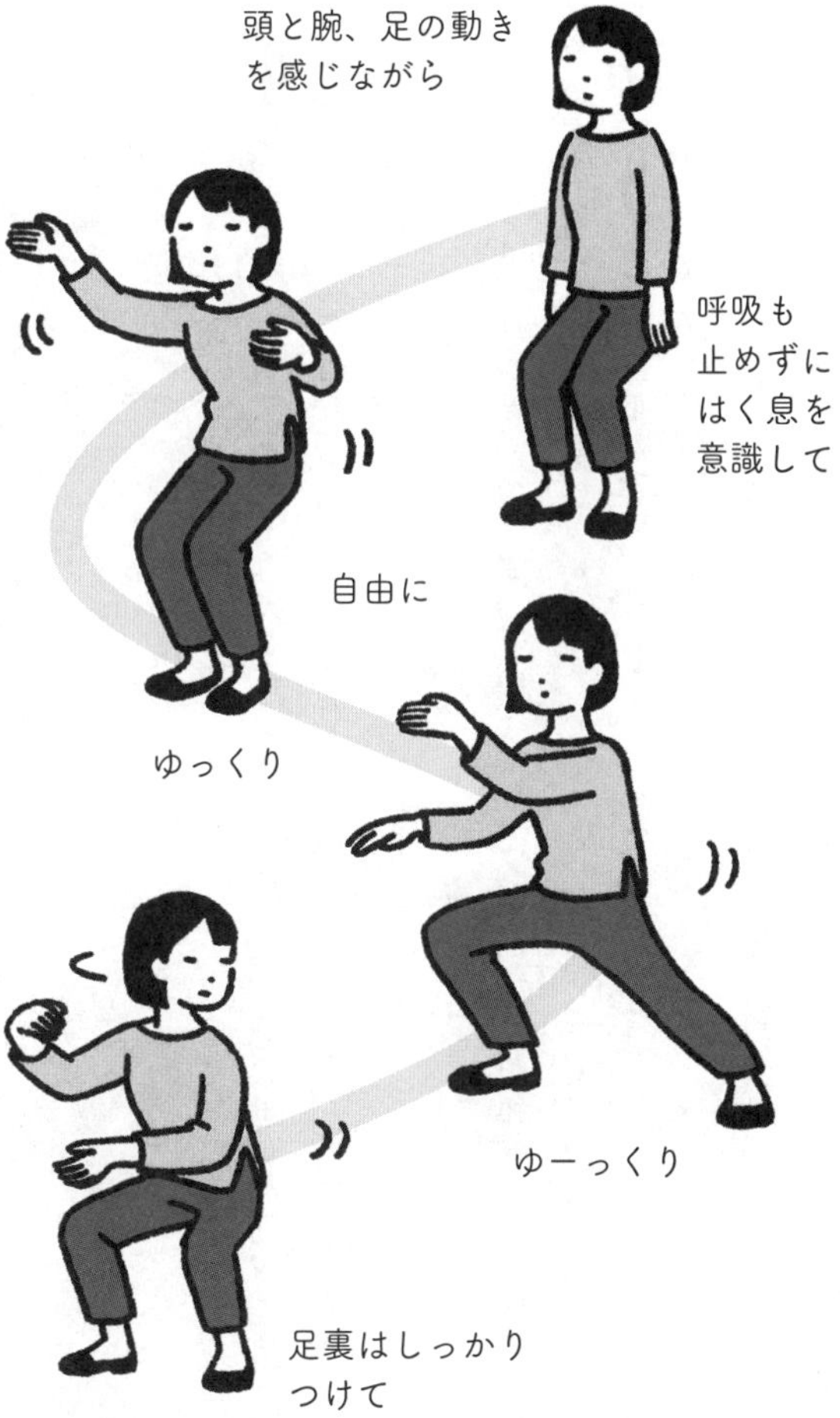
頭と腕、足の動き
を感じながら
呼吸も
止めずに
はく息を
意識して
自由に
ゆっくり
ゆーっくり
足裏はしっかり
つけて

たっぷり寝ても疲れがとれない人へ

日頃から、体によけいな力を入れてしまう人は、就寝時もその過剰な筋収縮を継続させてしまっていることがあります。この状態が続いてしまうと、睡眠の質も下がってしまいます。

日中、私たちは、立っているか座っているかなどの違いはありますが、筋肉を用いて体を支えています。しかし、横になった状態のときは体を支える必要はなく、筋収縮も完全にリリースできるのです。

これは一日のサイクルの中で起こる「体の使い方のパラダイムシフト」です。

しかし、日中に必要以上に筋収縮を強くしていると、そのこわばった感覚への慣れもあって、就寝時にも体を支える筋活動をずっと継続させてしまうことがあります。

この体の使い方のパラダイムシフトにきちんと対応しましょう。そして、就寝前、横になった段階で、できるだけ筋収縮を取り除くようにしていきます。

就寝時の筋収縮の解放に役立つのが「プレイシング就寝」です。横になった状態で「体を置く」ようにするのです。

ポイントは「体の重さを手放す」ことです。特に、頭、腕、脚の部位にも重さがあることを考え、その重さを手放してベッドや布団に置くようにしていきます。

頭を置く

- ベッドの上に仰向《あおむ》けに横になります。枕はいったん、はずします。
- 頭の重さによって頭が横に転がるように、頭を横に倒します。電車で寝ている人は、よく頭をガクンと前や横に倒していますが、そのイメージです。頭を横に倒した状態を10秒程度続けます。これを左右1回ずつ行ないましょう。

頭の重さを手放す

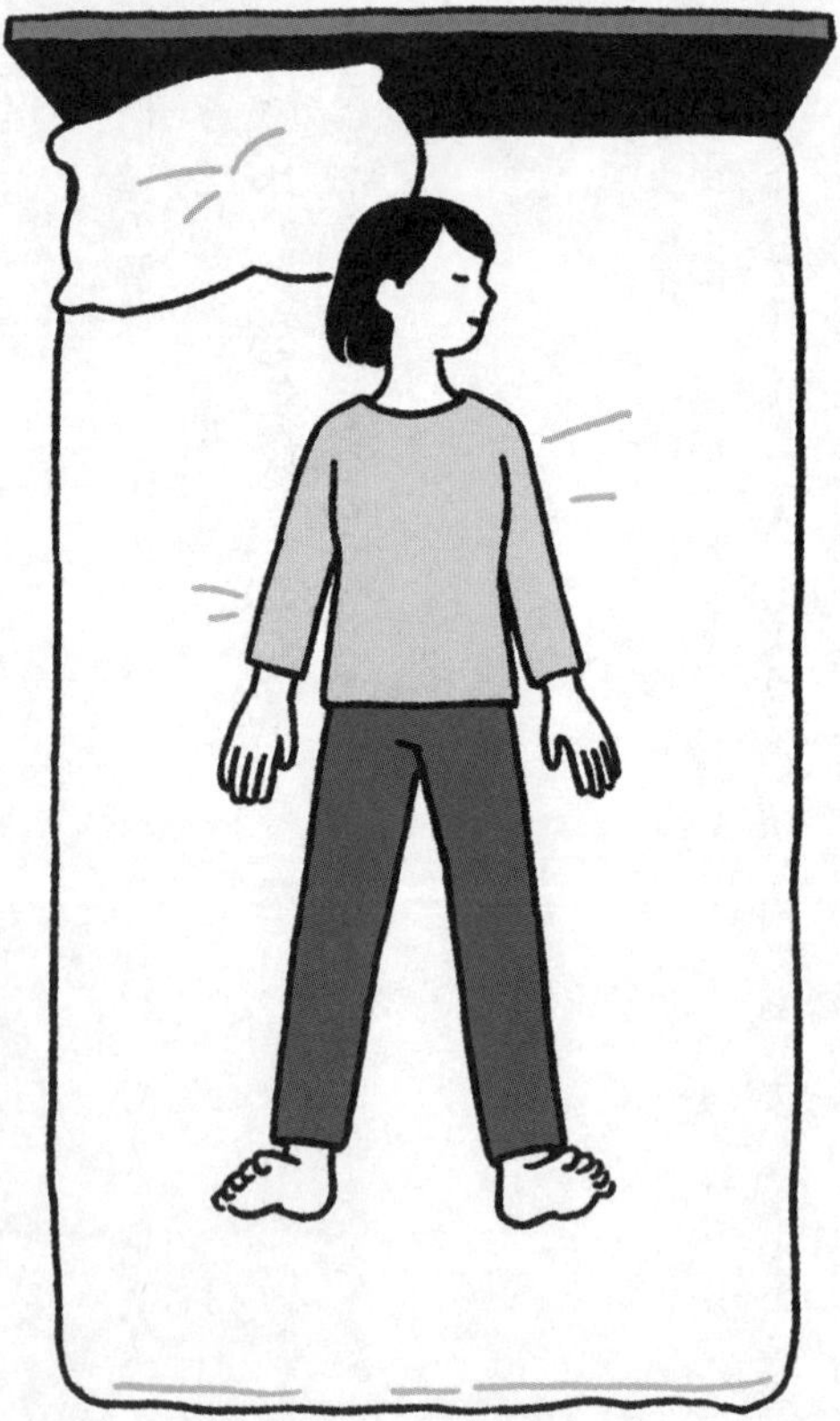

どこにもよけいな力を入れず
「頭」をベッドに置く

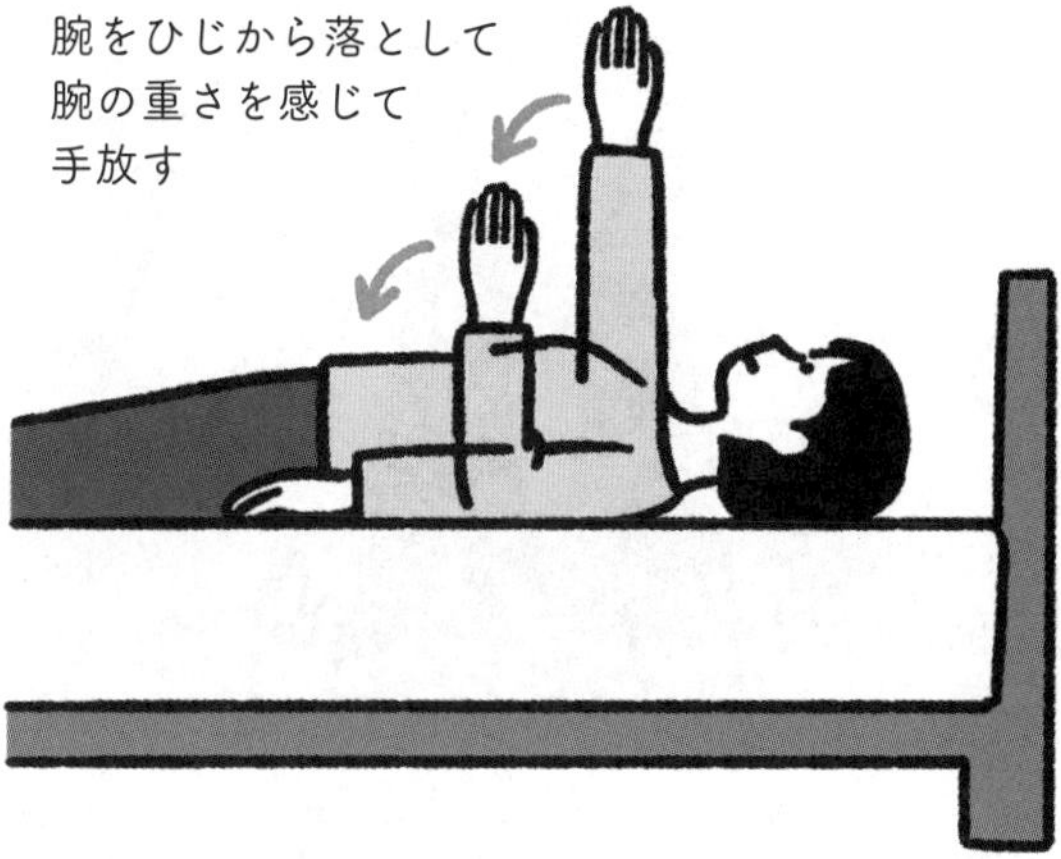
腕をひじから落として
腕の重さを感じて
手放す

●倒した側と反対側の首の筋が引っぱられる感じもあると思いますが、「引っぱられていていい」と思っていてください。

●「顔が天井を向く状態」に戻したとき、「頭をベッドに置く」と考えていきます。2~3kgとなる頭の重さを手放すようにしましょう。

腕を置く

●寝ている状態で片腕を上方に持ち上げて、ひじからベッドに落下させます(上図)。その後、前腕もベッドに落下

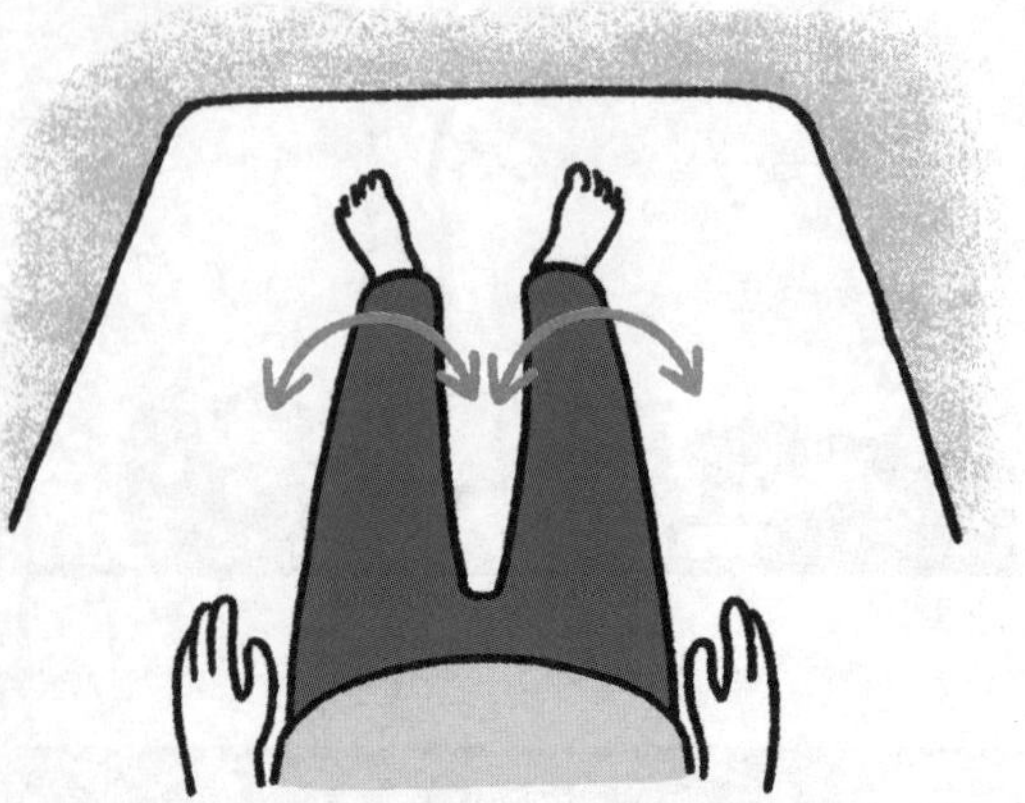

股関節で内旋、外旋させ、
足の重さも手放してゆるめる

させ、そのまま「腕を放置する」と考えていきます。

●これを左右1回ずつ行ないます。

●片方の腕だけで2~3kgの重さがあります。その重さを手放すと考えましょう。

脚を置く

●脚を股関節で内旋、外旋させます。「足先やスネのあたりを動かす」と考えて、脚を動かします。

●2~3回やったら、脚の重さを手放すように動きを止めていきます。

就寝中の姿勢は、仰向けや横向き、うつぶせ姿勢でもかまいません。さまざまな姿勢で寝たほうが、一定の姿勢で固まることを避けられます。

子どもの寝方をイメージしましょう。子どもは、頭も含めた体のすべての重さを手放して、ぐでーんと横たわり、見るからに気持ちよさそうで、私たち大人にとっても「理想の姿」といえます。

ところで、睡眠の質は自律神経の影響を大きく受けます。この自律神経には交感神経と副交感神経があり、夜に適切に副交感神経が優位になれば、寝つきもよく、深く眠れるようになります。その副交感神経でもっとも重要な迷走神経は首を通っていますが、首が硬くこっていると、副交感神経の働きが阻害されてしまい、睡眠の質が下がってしまうのです。

アレクサンダー・テクニークによって首の筋肉の過剰収縮を抜けるようになると自律神経がととのい、睡眠の質が向上します。クライアントからも、「寝つきがよくなった」「就寝中に目が覚める頻度が減って、深く眠れるようになった」というフィードバックをよくもらいます。

腰痛は伸ばしてゆるめるとラクになる

慢性的な腰痛を感じる人におすすめ

「セミスーパイン」という、膝を立てた形で仰向けになって休むリラクセーション法を紹介します。これをすることで、脚を伸ばして仰向けになる姿勢よりも、背中の筋肉を適度に伸ばした状態でゆるめていくことができます。

背中の腰と首の部分の筋肉は、日頃から収縮が継続しやすいところであり、適度に伸ばした状態でその収縮をゆるめることで、すっきりする感じを得やすいでしょう。

特に、腰に慢性的な痛みを感じる人におすすめです。

脚と背中の緊張が抜けていく〜

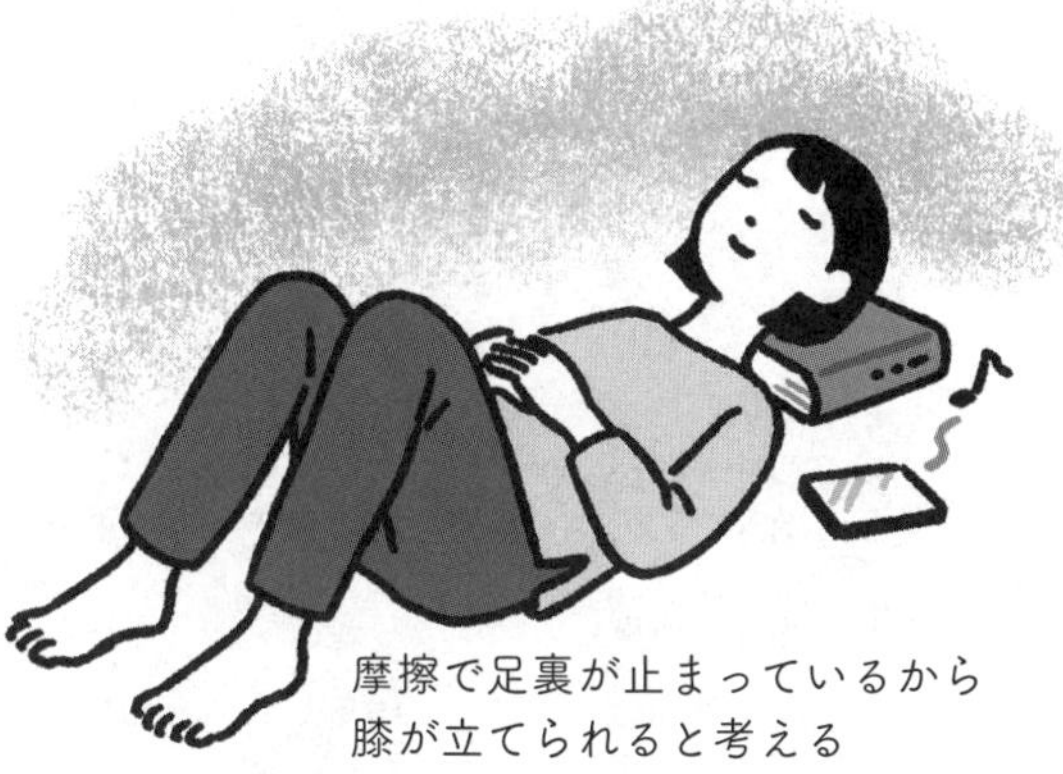

摩擦で足裏が止まっているから
膝が立てられると考える

やり方

●4～5㎝の高さになるように本を重ね、その上に頭を乗せます。膝を立てた形で仰向けになります。ひじを少し横に広げて、手はお腹の上に乗せます。

●「足裏が床面に摩擦で止まっているから、膝を立てていられる」と考えます。床がフローリングであれば裸足でやるなど、足裏と床面の摩擦が利《き》く状態にしましょう。

●頭の重さ、体の重さを手放すことを考えましょう。この状態で5～10分、休みます。

●ヒーリング音楽を聴きながらやると、リラックス効果が高まります。

COLUMN

人生をもっとラクに軽やかに生きていくために
——自分の体と体の使い方を感じる力を身につける

本書で、有利な姿勢などを説明するなかで、「太ももの前側に体重をかける」「足裏全体に体の重さを感じる」といった表現をしましたが、これは「感覚」の表現です。有利な体の使い方には、こうした「感覚」または「感覚情報」を用いる必要があるのです。

ここでひとつ留意したいのは、感覚情報には、「頼れるもの」と「頼れないもの」があるということです。

重要なのは、その違いを見分けることにあります。具体的には、「客観的な基準で評価した感覚であるかないか」で見分けます。

「頼れる感覚」には、客観的な基準があります。

たとえば、「太ももの前側に体重がかかる」という感覚には、胴体から上にある体の重さが、「太ももの前側にかかっているのか、後ろ側にかかっているのか」という基準があります。

これは、「前か後ろか」という単純なものではありますが、ひとつの客観的な基準です。客観的な基準を持つ感覚であれば、私たちはそれを用いて適切な状態を再現しやすくなります。

「頼れない感覚」というのは、客観的な基準のないものです。

たとえば、「まっすぐ立っている感覚」「いつもの自分の立つときの感覚」というものがあります。これらも私たちが日常で得る感覚ではありますが、その評価には客観的な基準がありません。

「まっすぐ立っている感覚」は、「何をもってまっすぐか」という基準がなく、漠然と「まっすぐ」と評価しているにすぎません。「いつもの自分の立つときの感覚」も、多くの人はそれを「正しい」と勝手に評価しているだけで、客観的な基準ではありません。

このため、ある人が「まっすぐの感覚」で立ったとしても、後ろに少し倒れる状態になっているケースはあり得るのです。私のレッスンでも、こうした人をよく見かけます。

✦改善につながらない人は基準を見直す

漠然とした感覚に頼って姿勢や動作をしていると、たとえば、心理的プレッシャーの有無や体重変化、体型変化、体調などの状況変化があると、姿勢や動作が狂いやすくなります。

今までの自分の「まっすぐの感覚」「立つ感覚」でうまくいっていたものが、あるときを境に「しっくりこない」と感じる場合も出てくるでしょう。

そのように感じた人が、「自分の姿勢を良好な状態に導こう」と考えたとしても、適切な状態を実現するのは困難です。こうした人は、姿勢をよくしようとしても迷走を続けてしまうかもしれません。

多くの人は、こうした「頼れない感覚」に、無意識に依存しています。

このため負担がかかる姿勢や動作になりやすく、そこから抜け出せなくなってしまうのです。これは、姿勢をはじめとした体の使い方を見直すときの難しさのひとつの要因です。

本書では、客観的な基準のある「頼れる感覚」を示すようにしました。このため、体の使い方がそのときのコンディションなどに左右されずにすみ、自分一人だけで有利な体の使い方を実現しやすくなります。

客観的な基準のある「頼れる感覚」を知っていることは、特に、競技選手や演奏家など、自分の感覚を頼りにしている人にとって、安定したパフォーマンスにつながる有効な目安となります。

成績や結果が安定しないことで悩んでいる人は、「自分の感覚に客観的な基準があるのかどうか」を再検証し、「頼れる感覚」を把握しておくといいでしょう。

体験談

歩き方のクセが改善され、声もよく通るようになり、自然と自分に自信が生まれました！　N・Mさん

歩き方のクセにコンプレックスがあって青木先生のレッスンを受けました。先生の指導を受けながら、体の支え方のポイントに注意を向けて生活するうち、よりラクで、より有利な起居動作のコツがつかめるようになってきました。

現在では、歩き方もかなり改善し、堂々とふるまえるようになりました。

また、プレゼンなどであまり声が出ないといった悩みもあったのですが、体の使い方を意識することで発声が改善され、声がよく通るようになり、人前で話すときにのどがつまって息切れすることもなくなってきました。

先生が指導してくださる内容はまさに、体の使い方という「型」から入り、マイン

ドにも影響を及ぼす「技《わざ》」だということです。

体の支え方を意図的に変えることで、地に足のついた精神状態をマネジメントすることも可能になることを教えていただきました。

体のコントロールの仕方がわかり、音楽だけでなく毎日の生活に気づきとゆとりが生まれました　Y・Wさん

私は音楽の仕事をしていて、自分の演奏活動、歌唱の際に役立てたいと思い、アオキメソッドの門を叩きました。普段自分では気づくことができなかった体の動かし方、そしてその動きは長年の体の経験や心からきていることを知ることができて感動しました。

自分の無意識の部分が体の表層に出てきているということを知って、改めて「自分自身と向き合う」いいきっかけになりました。

体のコントロールの仕方を学んでから、音楽だけでなく、毎日の生活に気づきとゆとりが生まれた気がします。これからもその知識を応用して、音楽活動や毎日の生活に生かしていきたいと思います。

長年悩んでいたあがり症が気にならなくなり、憧れの「落ち着いた人」に一歩近づいている気がします！　N・Tさん

長年悩んでいたあがり症の克服にアレクサンダー・テクニークが有効ということを知り、青木先生の教室に通い始めました。

レッスンでは、日常動作で生じる無意識的な力みとあがり症との因果関係と、負荷の少ない体の動かし方をご教授いただきました。

実際レッスンに取り組んだことで、人前で話す際に生じる体のこわばりを軽減できましたし、何より「学んだことを実践すれば大丈夫」という気持ちが芽生《めば》え、精神的なお守りができました。

先生のレッスンは、アレクサンダー・テクニークにプラスして独自のノウハウもっまっています。

長年染《し》みついた動作のクセを変えるのは時間がかかりますが、体得できればあがり症の克服だけでなく、年齢を重ねても故障しない体を維持できるのではないかと思います。また、続けていると自身を俯瞰《ふかん》する感覚が身についてきます。憧れの「落ち着いた人」に一歩近づけますよ。

「いい緊張感」を楽しみながら仕事ができました。
この調子がずっと続くといいなと思います！　M・Aさん

私は俳優の仕事をしていますが、ここ二年くらい、撮影の本番になると過度に緊張するようになったんです。「台詞《せりふ》をちゃんといわなきゃいけない」ということにとらわれてまわりが見えなくなり、体が硬くなる感じがありました。

そこで青木先生のレッスンを受け、そこで学んだことを気がついたときにやっていると、緊張感の質がちょっと変わってきたんです。まわりが不思議と見えてくるようになり、それがリラックスにつながりました。

また、今まで感じたことのない感覚もありました。それは、あるドラマの撮影のときです。緊張する現場だったんですが、自分が緊張していることもわかるんだけれども、まわりがとてもクリアに見えていて、台詞もクリアに把握できていました。「いい緊張感」というのはこれのことかと。これが続くといいなあと思いましたね。習ったことを続けていけば、こういう感覚が得られることを実感しています。以前より緊張がなくなってきたのはたしかです。

一日3回、薬で脚のしびれを抑えていた生活が、今では薬なしの毎日を謳歌しています！　Y・Hさん

脊柱管狭窄症のため毎日3回、脚のしびれを抑える薬を飲む生活でした。

最初は何かアスレチック・ジムのような運動をするのかと思いましたが、青木先生が、まず「立つ姿勢のレッスン」から始められたので、びっくりしました。続いて「歩く姿勢の実践」でした。すると、エクササイズのなかで正しい姿勢を保っているときは、痛みの症状がやわらぐ瞬間があるということを発見しました。

痛みを感じない姿勢はいろいろあって、そのなかのひとつがたまたまアレクサンダー・テクニークによる姿勢だったのかもしれませんが、少なくとも体のためにはよい姿勢（テクニーク）であって、そのことに気づかされたことは大きな収穫でした。そのおかげもあって、このごろは薬なしの毎日を謳歌《おうか》しているところです。

まったく新しい立ち方、歩き方、話し方……自分にとって生き方にも通じる、パラダイムシフトでした

K・Hさん

会社経営という仕事上、「立ち続ける」「話し続ける」ことが多く、それが連続した場合の疲労や声の不調を予防すべく、アレクサンダー・テクニークの身技レッスンの門を叩きました。
「立つ」「歩く」「座る」「話す」「寝る」……何をするにも、自分がいかに「不必要な緊張」をしているのかに気づかされました。そしてその解決の方向性（原理）もとてもシンプルで、この新しい立ち方、歩き方、話し方に手ごたえを感じています。

私にとって、もっとも大きな気づきは、「力を抜く＝床やベッドを信じて、全体重をゆだねる」ということでした。「自分の力で、なんとかリラックスを手に入れよう」と思っていた自分にとって、ある種生き方にも通じる、パラダイムシフトでした。シンプルですが、奥が深いので、自分のペースで、じっくりと体得していきたいと思っています。

人が「健康でいる」ために意識するべき大切な要素が三つあります。

ひとつが「食」です。現代は飽食の時代で、好きなものを好きなだけ食べられるようになりましたが、それゆえに、何を、どれだけ食べるかを考えないと、体に問題が生じるようにもなってしまいました。私たちは「自己管理が必要な時代」を生きていることになります。

もうひとつは「考え」です。道徳や思想、信条といってもいいでしょう。人をだますことや、危害を加えること、人をおとしめることばかり考えていては、精神的に穏《おだ》やかにはなれません。この状態にあるだけでも「不健康」だといえますが、体にも痛みや病気が生じやすくなります。

一方、成し遂げたいことが明確にあり、それをすることに喜びを感じて集中しているとき、体の状態はよくなっていきます。風邪もひきにくいはずです。いわずもがなですが、「病は気から」。気力をもたらすのは、私たちの「考え」です。それが善良で強く願えるものであれば、よりすこやかに過ごすことができるでしょう。

そして、最後のひとつが、本書で述べた「体の使い方」です。

ほかの二つの要素に比べると、少し次元が異なり、健康にとってそれほど影響はないように思えるかもしれません。

しかし、「食」や「考え」だけでは、どうにも解決できないことが、実際にはたくさんあります。

たとえば、腰痛や肩こりは、食生活を見直すことで治るでしょうか？　改善する可能性は否定しませんが、少し遠回りなアプローチとなるでしょう。

また、どれだけ善良な考えや高尚な信条を持っていたとしても、体の痛みを解放するのは容易ではありません。痛みから注意をそらすことはできても、原因はなくせません。体の慢性的な痛みは、その人の気力を少しずつ奪っていきますから、結果として善良で高尚な考えも萎《な》えてしまうかもしれません。

多くの人は、健康でありたいと思って「食」に目を向け、健全でありたいと思って「考え」をよりよいものにしようと努めています。しかし、この「体の使い方」というう「ひとつのピース」が欠けているために、真の健康に至っていないように見えます。

私も以前はそうでした。何をやってみても満たされる状態にならず、やり方が足りないと考えて過度に固執してみたり、別のことをやり始めたり……。「迷走」という言葉がぴったりでした。

しかし、「体の使い方」に目を向けてひとつのピースを補った結果、迷走状態から脱することができたのです。

「食」や「考え」に加えて、ぜひ「体の使い方」も「自分で面倒をみるもの」としてとらえ、実践してみてください。

筋収縮を過剰にすることが体の負担となり、私たちの動作や機能を制限していることは本書で述べたとおりです。この過剰な筋収縮の状態を引き寄せるのはほかでもない自分ですから、私たちは自ら体に害を与えていることになります。体の筋収縮を過剰にすることは、自分を乱暴に扱うようなものです。

人間関係や仕事は大事です。しかし、同時に「自分」も大切なのです。まわりに配慮するように、あなた自身にも配慮しましょう。そして、「乱暴に」ではなく、自分の体を「ていねい」に扱いましょう。その恩恵はきっと得られるはずです。

本書によって、多くの人が自分の「体の使い方」に配慮するようになり、パフォーマンスや生活の質が向上し、心身ともに健康になることを願っています。

最後に、そばで支えてくれる家族にお礼を。いつもありがとう。

そして、レッスンを受講してくださったクライアントの方々や、私とともに体の使い方の研鑽を続けている指導者養成コースの卒業生や受講生にもお礼を伝えたい。

みなさんのフィードバックのおかげで、効果的なアプローチをまとめることができました。これからもともに学びを深めていきましょう。

アレクサンダー・テクニーク教師　青木紀和

本書は、日本実業出版社から刊行された『心と体の不調を解消するアレクサンダー・テクニーク入門』を、文庫収録にあたり加筆・改筆・再編集のうえ、改題したものです。

青木紀和（あおき・のりかず）
アレクサンダー・テクニーク教師、アオキメソッド・マスターコーチ、桜美林大学非常勤講師（芸術文化学群演劇・ダンス専修）。青木ポール紀和（Paul Aoki）としても活動。カリフォルニア州立大学サンタバーバラ校卒。大手自動車会社で10年勤務したのち、東京・恵比寿にスタジオ「アオキメソッド」を開設。アレクサンダー・テクニーク（AT）をベースにした独自指導理論「アオキメソッド」をもとに、音楽家や歌手、俳優、ダンサー（プロ／アマ）等のパフォーマンス向上や故障の改善に加え、一般の人の体の慢性的な痛み等の問題改善に貢献。指導者の養成も行なう。
また、英語でのブログや動画配信で独自アプローチを国内外に発信している。
アオキメソッド　https://aokimethod.com
PAUL'S レッスン
https://www.youtube.com/user/paulaokibody

知的生きかた文庫

世《せ》界一《かいいち》ラクな「体《からだ》の使《つか》い方《かた》」ですべてが叶《かな》う

著　者　青木《あおき》紀和《のりかず》
発行者　押鐘太陽
発行所　株式会社三笠書房
〒一〇二―〇〇七二　東京都千代田区飯田橋三―三―一
電話〇三―五二二六―五七三四〈営業部〉
〇三―五二二六―五七三一〈編集部〉
https://www.mikasashobo.co.jp
印刷　誠宏印刷
製本　若林製本工場

ISBN978-4-8379-8831-1 C0130

C40079

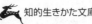